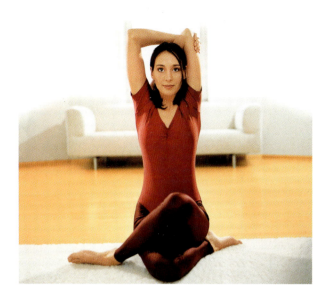

ANNA TRÖKES

Yoga für Rücken, Schulter und Nacken

- ➤ Was Sie mit Yoga für Ihren Rücken tun können
- ➤ Kraft und Beweglichkeit für die gesamte Wirbelsäule
- ➤ Gezielte Übungsprogramme für Problembereiche

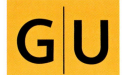

Inhalt

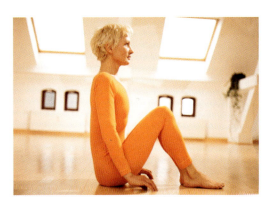

Ein Wort zuvor 5

Yoga und der Rücken 7

Aufrichtung und Entspannung 8
Sich von innen her aufrichten 8
Wirbelsäule und Energiefluss 9
Das älteste Anti-Stress-
Programm 10

Lernen Sie Ihre
Wirbelsäule kennen 12
Ein komplexes Gebilde 12
  Die Wirbel 13
  Die Bandscheiben 14
  Der Bandscheibenvorfall 15
  Der Hexenschuss 16

Muskeln, die uns
aufrichten 17
Rückenmuskeln – ein echtes
Powerpaket 17
Starke Bauchmuskeln … 18
  … für eine aufrechte Haltung
  und gute Verdauung 18
Der Psoas 19
Der Beckenboden 21
Gut auf beiden Beinen stehen 23
Den Rücken aufrichten 25
Ein freier, weiter Nacken 27

PRAXIS

Übungen, die wirklich
helfen 29

Tipps fürs Üben 30
Wann, wie und wo üben? 30
Wann sollten Sie nicht üben? 31
Was Sie zum Üben brauchen 32
Wie Sie mit diesem Buch üben 33
Häufig verwendete Begriffe 35

Übungen für den
Beckenboden 37
Erspüren Sie den Beckenboden 37
Kraft im Beckenboden
entwickeln 39

Grundhaltungen 40
Die Rückenlage 40
Der aufrechte Sitz 40
Die Standhaltung 42

Übungsfolge für den
oberen Rücken 43
So beginnen Sie 43
Sich dehnen und räkeln 43
Den Nacken stärken 44
Den Rücken im Vierfüßler-
stand dehnen und drehen 45

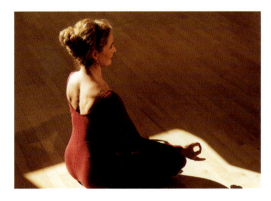

Mobilisierung des oberen Rückens	45
Kräftigung des oberen Rückens	46
Die Kobra	46
Die Sphinx	48
Die Grußhaltung	49
Der Kuhkopf	49
Der Tisch	50
Die Schulterbrücke I	51
Die Bauchdecke stärken I	52
Schulterbrücke mit Winkelhaltung der Beine	54
Krokodilhaltung über ein gestrecktes Bein	55

Übungsfolge für den unteren Rücken 56

So beginnen Sie	56
Die Katze im Sitzen	56
Den unteren Rücken von Blockierungen befreien	57
Die Katze, die ihr Bein streckt	58
Die Heuschrecke	58
Die Schulterbrücke II	60
Das Becken heben und senken	61
Die Bauchdecke stärken II	62
Psoas-Halteübung	63
Psoas-Dehnung	63
Kräftigung der Muskulatur, die den Rumpf stabilisiert	65
Der Hund, der sich dehnt	65
Die Haltung des Helden	66
Der Held, der sich dreht	67
Der Adler	68
Dehnung der Rückseite der Beine	68

Übungsfolge für den ganzen Rücken 70

Die ganze Wirbelsäule durchbewegen	70
Die Katze	71
»Abheben und landen«	72

Sich öffnen und schließen	73
Kräftigung der stabilisierenden Rumpfmuskulatur	73
Vorbeuge aus dem Grätschstand	74
Die Wand wegschieben	75
Der Seitstütz	76
Der Hund, der sich dehnt	78
Aus dem Rücken herauswachsen	79
Der Langsitz (Stockhaltung)	79
Die Bootshaltung	80
Der Drehsitz	81
Die Berghaltung	82

Übungsprogramme ganz nach Bedarf 83

SOS-Übungen	83
Übungsprogramm fürs Büro	86
Zwei Kurzprogramme für den Morgen	89
Zwei Kurzprogramme für den Abend	90

Zum Nachschlagen 92

Bücher, die weiterhelfen	92
Nützliche Adressen	92
Übungs- und Sachregister	93

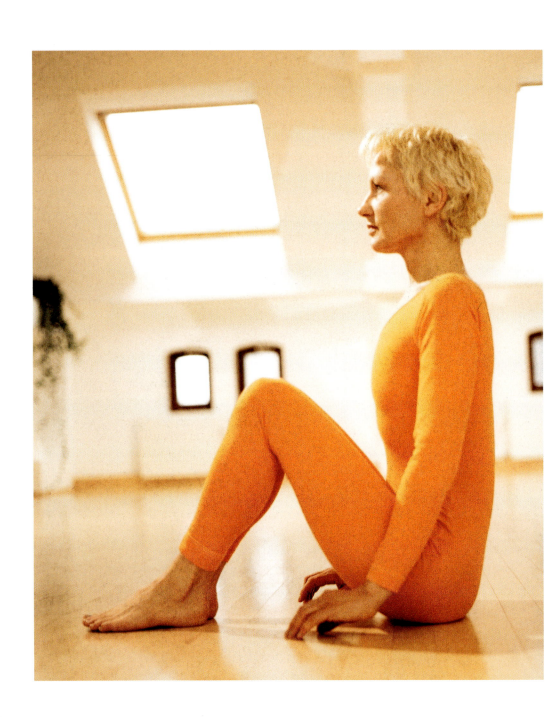

Ein Wort zuvor

Rücken- und Nackenschmerzen und verspannte Schultern kennt hierzulande fast jeder. In unserer westlichen Kultur hat etwa die Hälfte der Bevölkerung Probleme mit der Wirbelsäule – von so genannten Fehlhaltungen bis hin zu der Vielzahl degenerativer (verschleißbedingter) Veränderungen, die mit dem Lebensalter zunehmen.

Fragt man die Teilnehmer eines Yogakurses, warum sie sich für Yoga entschieden haben, dann antworten sie meistens, dass sie etwas für ihren Rücken tun wollen. Und inzwischen hat eine Reihe wissenschaftlicher Studien eindrucksvoll belegt, dass sich mit den Methoden des modernen Yoga die Ursachen der Verspannungen und Schmerzen tatsächlich langfristig beheben lassen. Yoga ist also ein erprobtes und wirkungsvolles Mittel, sich selbst den Rücken zu stärken.

Das Buch beginnt mit einer kurzen Übersicht über Bau und Funktion der Wirbelsäule. Denn es ist wichtig zu verstehen, wie Alltagsverhalten zu Haltungsschwächen führt, wie diese sich auf die Wirbelsäule auswirken und warum dies Schmerzen auslöst. Wenn Sie wissen, wie der Rücken gebaut ist und welche Belastungen auf ihn wirken, können Sie sich besser entsprechend seinen Bedürfnissen verhalten. Sie werden sehen, was den Rücken »unter Druck« bringt, und ich werde Ihnen Übungsprogramme vorschlagen, die ihm wieder Flexibilität und Halt geben. Viele Übungen sind klassische Yogahaltungen oder Bewegungsabläufe, wie sie von jeher geübt werden; manche Übungen sind Weiterentwicklungen, die den körperlichen Voraussetzungen westlicher Übender, speziell mit Rückenproblemen, besser gerecht werden.

Die Wirksamkeit der Yogaübungen habe ich selbst eindrucksvoll erfahren. 1971 brach ich mir bei einem Sportunfall die Lendenwirbelsäule; neben einer aktuellen Invaliditätsbescheinigung bekam ich vor allem die Prognose, dass ich mit größter Wahrscheinlichkeit im Rollstuhl enden würde. Ich litt ständig unter mehr oder weniger starken Rückenschmerzen und lebte in der Angst, meinem Rücken weiter zu schaden. Nach einem Jahr begann ich mit Yoga. Heute, 28 Jahre später, sind mein Körper und meine Haltung nicht wieder zu erkennen und Rückenschmerzen für mich ein Fremdwort geworden.

Auch bei den Teilnehmern meiner Yogakurse zeigt sich immer wieder, wie hilfreich der Yoga ist, um stark und beweglich – und schmerzfrei – im Rücken zu werden.

Anna Trökes

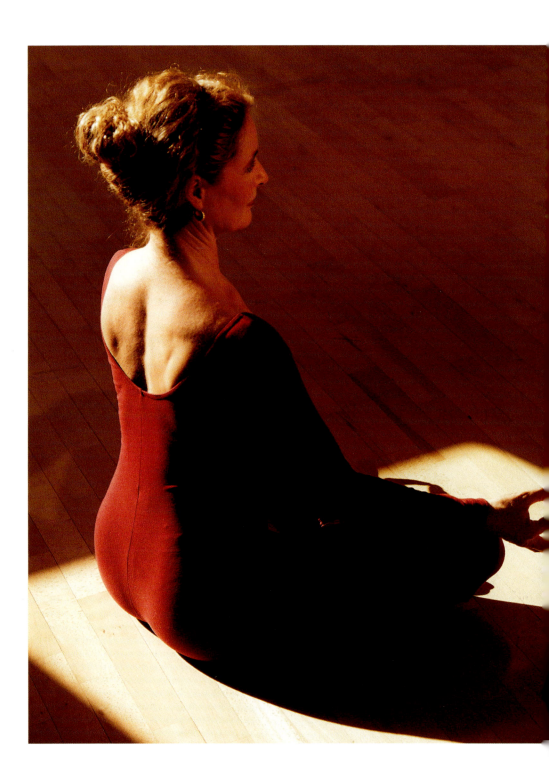

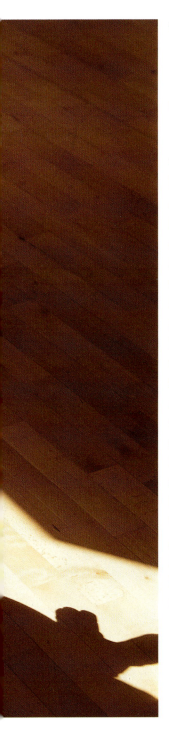

Yoga und der Rücken

Yoga ist ein jahrtausendealter Übungsweg, der Körper, Geist und Seele zugleich anspricht. Er hilft uns zu erkennen, wo wir aus dem Gleichgewicht geraten sind, und zeigt uns, wie wir wieder in die eigene Mitte kommen können. Bei Rückenproblemen ist diese Mitte die Körperachse. Jede Abweichung von ihr schädigt langfristig die Gelenke von Rücken, Becken und Beinen. Haltungsfehler sind der Grund für die meisten schmerzhaften Erkrankungen. In diesem Kapitel lernen Sie erst einmal Ihre Wirbelsäule kennen. Sie erfahren, was die Wirbelsäule aus dem Gleichgewicht bringt und was Sie tun können, um sich selbst den Rücken zu stärken und sich mühelos wieder aufzurichten.

Aufrichtung und Entspannung

Unser Körper wird vor allem durch die Art geformt, wie wir ihn gebrauchen. Wenn er jahre- oder gar jahrzehntelang wenig bewegt wurde und viel sitzen musste, wird er einige typische Verkürzungen in den Muskeln und vor allem im Bindegewebe aufweisen. Außerdem wird er einen allgemeinen Mangel an Kraft und Haltung zeigen.

Übungen für ein uraltes Problem

Yoga speziell für den seit je geplagten Rücken

Unsere Wirbelsäule kennt keine »gute alte Zeit«. Wir wissen heute, dass bereits die Menschen der Frühzeit unter Abnutzungserscheinungen und Verformungen der Wirbelsäule litten, und können annehmen, dass das Thema Rückenschmerzen schon seit Jahrtausenden aktuell ist. So ist es nicht verwunderlich, dass die Meister des Yoga im Laufe der Jahrhunderte eine Fülle von Übungen und Haltungen entwickelten, um die Wirbelsäule beweglich zu halten, die sie bewegende Muskulatur zu stärken und sie ins Lot zu bringen. Da Yogaübungen vor allem auf der Grundlage von Beobachtung und Erfahrungen entstanden sind (und immer noch weiterentwickelt werden), sind sie außerordentlich erprobt und bewährt.

Sich von innen her aufrichten

Wenn wir Yoga für den Rücken üben, werden wir immer zu erkennen versuchen, welches Verhalten im Alltag dazu geführt hat, dass Rücken, Nacken und Schultern mit Anspannung und Schmerzen reagieren. Wir werden auch unseren Atem bewusst einsetzen, dadurch Blockierungen spüren und diese mit dem Atem zu lösen versuchen. So spricht der Yoga – anders als die Krankengymnastik oder die Rückenschule – verschiedene Ebenen an. Die alten Weisen interessierten sich nie dafür, nur Symptome zu kurieren, sondern wollten auch die Ursachen für diese Symptome beheben. Yoga für den Rücken ist also immer Yoga für den ganzen Menschen – für seinen ganzen Körper, seinen Atem, seinen Geist und seine Seele. Es geht weniger darum, eine reine Therapie für

Ursachen erkennen und beheben

Yoga und der »Ort der Erfahrung«

Der Körper als Ausgangspunkt jeder Erkenntnis

Yoga ist ein Übungsweg für den Geist und den Körper. Ab etwa 1500 v.Chr. in Indien entwickelt, war er ursprünglich ein rein meditativer Weg. Der heute so populäre Hatha-Yoga ist ab etwa 800 n.Chr. entstanden. Die meisten Yogaübungen entstammen diesem Yogaweg, in dem Körpertraining eine wichtige Rolle spielt (Seite 10). Der Hatha-Yoga betrachtet den Körper als Ausgangspunkt jeder Erkenntnis, denn er ist der »Ort der Erfahrung«. Mittels seiner Sinne erfahren wir die Welt, mit seinen Händen werden wir tätig, mit seinen Füßen bewegen wir uns durchs Leben. Ohne den Körper würde unserem Geist die Wahrnehmungs- und Ausdrucksebene fehlen. – Die Yogis erkannten übrigens früh, dass unser Körper auch durch den Geist geformt wird. Denken Sie nur an die typische Körperhaltung eines ängstlichen Menschen.

Körper, Seele und Geist von Druck befreien

Muskelverspannungen oder Gelenkverschleiß anzubieten, sondern uns vielmehr von innen her wieder aufzurichten, indem auch die Seele und der Geist von Spannung und Druck befreit werden.

Yoga für den Rücken ist heutzutage eine Kombination aus östlicher Geistes- und Körperschulung und westlichen Erkenntnissen, wie sie von der Sportmedizin und der Rückenschule verbreitet werden.

Wirbelsäule und Energiefluss

Abweichungen der Wirbelsäule blockieren den Energiefluss

Unser Körper wird gestützt und aufgerichtet durch die Wirbelsäule. Als Kanal für die Rückenmarksnerven schafft sie eine unverzichtbare Verbindung zwischen Gehirn und Körper. Jede Störung im Verlauf der Wirbelsäule strahlt in die Umgebung aus: in den Kopf, die Arme, die Beine, aber auch in die Organe (zum Beispiel in das Herz).

Der Yoga lehrt, dass der Körper mit einem Netz von Leitbahnen *(Nadis)* durchzogen ist, in denen die Lebensenergie *Prana* fließt. Die Yogis beobachteten, dass Abweichungen der Wirbelsäule (Hohlkreuz, Rundrücken oder Skoliose, die seitliche Abweichung) diesen Energiefluss blockieren und damit die Vitalität mindern. Auch in China gibt es übrigens die traditionelle Lehre von den Energieleitbahnen (angewandt etwa bei der Akupunktur). Die Lebenskraft heißt hier *Chi*.

Hatha-Yoga ist Energie-Yoga

Die vielen Haltungen, Bewegungsabläufe und Atemübungen des Hatha-Yoga haben das Ziel, uns unsere Lebensenergie erfahrbar zu machen, sie zu bündeln und zu lenken. Da die Wirbelsäule als Hauptleitbahn der Energie angesehen wird, muss sie ebenso wie der Körper dafür durchlässig sein. Unser Körper ist überall dort durchlässig, wo die Muskulatur weder zu viel noch zu wenig Spannung (Tonus) aufweist. Dort, wo der Körper verspannt ist oder die Spannkraft fehlt, stockt und staut sich die Energie.

Die Lebens-energie erfahrbar machen und lenken

Die Yogaübungen sollen die Wirbelsäule und die Muskeln, die sie umgeben und stützen, gleichermaßen entspannen und kräftigen. Die Yoga-Meister waren der Ansicht, dass wir einen außerordentlich kräftigen und gesunden Körper brauchen, wenn wir einen spirituellen Weg gehen wollen, denn ein solcher Erkenntnisweg führt immer wieder zu großen inneren Erschütterungen. Außerdem hatten sie die Vorstellung, dass ein Hatha-Yogi in der Lage sein muss, den Anforderungen des täglichen Lebens gut standzuhalten. Ihr Ideal war ein gesunder, robuster, sensibler Mensch – ein Ideal, das auch uns heute anspricht.

Das Ideal der Yoga-Meister

Das älteste Anti-Stress-Programm

Unser Körper spiegelt nicht nur unsere Lebensweise wider, also die Art, wie wir uns bewegen, ernähren und wie das Verhältnis zwischen Ruhe und Aktivität ist, sondern auch unsere Geistes- und Gemütsverfassung. Wir alle kennen Zeiten, in denen uns etwas »im Nacken sitzt«, wir schwere »Päckchen auf den Schultern« tragen oder »es ein Kreuz ist«, was der Alltag uns zu ertragen zwingt. Wenn es unser Muster ist, auf Stress mit Beschwerden im Nacken oder Rücken zu reagieren, können wir das nicht ändern. Aber wir können die psychischen Ursachen verändern, die diese körperlichen Reaktionen auslösen.

Denk- und Verhaltens-muster erkennen

Yoga lehrt uns, die Denkmuster und Verhaltensweisen zu erkennen, die den Stress erzeugen. Wenn ich beispielsweise von dem Denkmuster beherrscht werde, dass ich nicht gut genug bin, werde ich versuchen, alles immer mit größter Perfektion zu erledigen – um endlich einmal gut genug zu sein. Ich werde mir dauernd Druck machen, nie mit mir zufrieden sein. Eines Tages werde ich feststellen, dass ich mich dabei immer mehr in den Schultern und im Nacken verkrampfe.

Das älteste Anti-Stress-Programm

TIPP!

Werden Sie Ihr eigener Beobachter

▶ Beobachten Sie, bei welchen Gelegenheiten Sie sich im Nacken, in den Schultern und im Rücken verspannen. Welche Situationen im Beruf bereiten Ihnen Stress? Was belastet Sie im Privat- und Familienleben? Was sind die Lieblingssprüche Ihres »inneren Kritikers«? Was glauben Sie tief im Inneren über Ihre Fähigkeiten und Möglichkeiten?

Sich nicht identifizieren

Der Yoga sieht weniger ein Problem darin, dass wir nicht gut über uns denken, sondern vielmehr darin, dass wir uns mit unseren Ängsten, Zweifeln, Bedürfnissen und Wünschen identifizieren. Die weisen Yoga-Meister behaupten, dass alle diese Denkmuster Zeichen einer verzerrten Wahrnehmung sind. Gemäß dem Yoga – und der Lehre Buddhas – sind und waren wir jedoch immer vollkommen.

Erkennen, dass jeder Mensch vollkommen ist

Gott oder die Natur erschafft nichts Fehlerhaftes, also können auch wir nicht falsch oder fehlerhaft sein. Wir vergessen dies nur im Laufe unseres Lebens und beginnen stattdessen anzunehmen, dass etwas mit uns nicht stimmt.

Der Yoga lehrt uns Methoden, zu erkennen, womit wir uns identifizieren, und entsprechende Verhaltensmuster langsam abzubauen und manchmal sogar aufzulösen. Dadurch wird der Druck von uns genommen, etwas darstellen zu wollen oder etwas sein zu müssen, was wir gar nicht sind. Das mindert den Stress und der Körper »atmet auf«.

Geduld mit sich haben

Yoga ist ein Erkenntnisweg. Auf diesem Weg zu sei, ist ein lebenslanger innerer Prozess, in dem wir uns langsam verändern und immer mehr wir selbst werden. Er vollzieht sich allmählich und oft genug unmerklich. Auch für unseren Körper vollzieht sich die Veränderung über einen langen Zeitraum. Meist braucht er etwa ein Jahr, bevor sich eine grundlegende Verbesserung zeigt, denn der Körper entspannt sich erst dann und findet zu seiner Kraft zurück, wenn die Seele dies zulässt. Seien Sie deshalb sehr geduldig mit sich. Wenn Sie Ihr eigener Beobachter werden und lernen, auf die Signale Ihres Körpers zu hören, wenn Sie regelmäßig die Yogahaltungen üben und im Alltag achtsamer mit sich umgehen, dann kann der Erfolg nicht ausbleiben.

Veränderung geschieht langsam

Sie werden sich selbst in jeder Beziehung den Rücken stärken!

Lernen Sie Ihre Wirbelsäule kennen

Die Seitenansicht zeigt die typische, doppelt S-förmige Krümmung der Wirbelsäule

Unsere Wirbelsäule ist ein komplexes Gebilde aus Wirbelkörpern und Gelenken, die ihr Stabilität und Beweglichkeit geben. Sie wird von einer Vielzahl von Bändern und Muskeln gehalten und bewegt. Die Wirbelsäule ist der tragende Pfeiler unseres Rumpfes und bestimmt unsere Körperform und Größe. Sie ist so gebaut, dass in ihrem zentralen Kanal das Rückenmark optimal geschützt wird. Die Wirbelsäule wird ständig über Nerven und Muskeln unwillkürlich angepasst, damit wir die Aufrichtung und das Gleichgewicht wahren können.

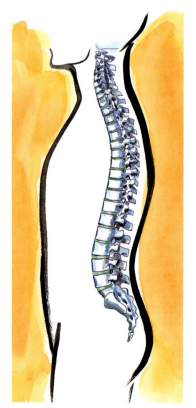

Ein komplexes Gebilde

Die Wirbelsäule besteht aus 24 beweglichen Wirbeln (7 Hals-, 12 Brust- und 5 Lendenwirbel) und neun bis zehn unbeweglichen Wirbeln, die das Kreuzbein und das Steißbein bilden. Entsprechend unterscheidet man die *Halswirbelsäule (HWS)*, die *Brustwirbelsäule (BWS)*, die *Lendenwirbelsäule (LWS)* und das *Kreuzbein* mit dem *Steißbein*.

Eine gesunde Wirbelsäule weist vier typische *Krümmungen* auf, durch die ihre Belastbarkeit um ein Vielfaches erhöht wird. Sie zeigt in der HWS und LWS eine konkave (Lordose) und in der BWS und im Kreuzbein eine konvexe Krümmung (Kyphose), wodurch sie ihre charakteristische doppelte S-Form erhält. Sind diese Krümmungen zu stark oder zu wenig ausgeprägt oder ist die Wirbelsäule zur Seite gekrümmt oder verdreht, spricht man von Fehlhaltungen. Diese bewirken eine ständige Fehlbelastung der Knochen und Gelenke und führen im Lauf der Jahre zu schmerzhaften degenerativen (verschleißbedingten) Veränderungen.

Abschnitte und Krümmungen der Wirbelsäule

Die Wirbel

Aufbau der Wirbel

Die Wirbel, aus denen sich die Säule zusammensetzt, unterscheiden sich im Aufbau etwas voneinander, entsprechend ihrer Funktion. Außer den ersten beiden Halswirbeln haben alle einen stabilen *Wirbelkörper*. Die Wirbelkörper befinden sich teilweise fast in der Mitte des Rumpfes und Halses und sind der tragende Teil der Säule. An der Rückseite der Wirbelkörper schließen sich die *Wirbelbögen* an, die über die Länge der Säule den Wirbelkanal bilden. Von jedem Wirbelbogen gehen zu den Seiten zwei *Querfortsätze* und nach hinten ein *Dornfortsatz* ab. An diesen knöchernen Auswüchsen sind Bänder und Muskeln befestigt.
Die Wirbelbögen sind so geschwungen, dass sie jeweils zwischen zwei Wirbeln ein Loch freilassen, das *Wirbelloch*. Es dient als Austrittsstelle für die Nerven, die vom Rückenmark zu den Gliedmaßen und Organen ziehen.
Die Wirbel nehmen entsprechend der Last, die auf ihnen ruht, von oben nach unten an Größe zu.

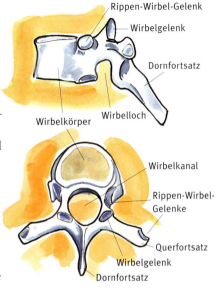

Ein Brustwirbel im Profil und in der Aufsicht

Kreuz- und Steißbein

Das *Kreuzbein* besteht eigentlich aus fünf Wirbeln, die im Laufe der Pubertät zu einer Knochenplatte zusammenwachsen. Es ist wie ein Keil im Beckenring verankert und stabilisiert die Wirbelsäule dort.
Das untere Ende des Rückgrats, das *Steißbein*, besteht aus mehreren kleinen Knöchelchen (einem Schwanz ähnlich). Hier setzen die Muskeln an, die die untere Beckenöffnung verschließen.

Die Wirbelgelenke

Damit sich die Wirbel gegeneinander bewegen können, befinden sich je zwei *Wirbelgelenke* an den Seiten der Wirbelbögen. Sie sind die Verbindung zwischen den Wirbeln. Jedes Gelenk ist von einer kleinen *Gelenkkapsel* umgeben, in die viele Blutgefäße und Nerven eingelagert sind. Sie sind dadurch recht schmerzempfindlich – und wenn wir

Die Beweglichkeit der Wirbelsäule

Rückenschmerzen haben, spüren wir meistens vor allem unsere irritierten Wirbelgelenke.
Die Stellung der Wirbelgelenkflächen zueinander bewirkt die unterschiedliche Beweglichkeit der Wirbelsäulenabschnitte:
- Vorbeugen fallen uns besonders leicht im oberen Rücken,
- Rückbeugen fallen uns besonders leicht im unteren Rücken und im Nacken,
- Drehungen sind vor allem im Bereich des Brustkorbs und in der oberen Halswirbelsäule möglich.

Die Bandscheiben – oder wie unsere Wirbelsäule von innen her aufgerichtet wird

Zwischen den Wirbelkörpern liegen die Bandscheiben. Sie bestehen aus wasserbindendem *Knorpelgewebe,* das außen einen elastischen *Faserring* formt und innen den gel-artigen *Gallertkern.* Die Fasern des Faserrings sind so angeordnet, dass sie alle Zug- und Druckbewegungen, die auf die Wirbelsäule einwirken können, aufzufangen und abzupuffern vermögen. Der Hohlraum im Inneren dieses Rings ist mit dem Gallertkern gefüllt. Dieser hat etwas mehr Masse, als der Hohlraum bietet. Da er seitlich fest in den Faserring »eingeschnürt« ist, geht der Druck des Gallertkerns nach oben und unten auf die Wirbelkörper

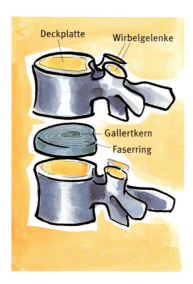

Wirbel und Zwischenwirbelscheibe

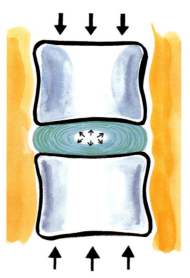

Der Innendruck des Gallertkerns treibt die Wirbelkörper auseinander

Ein komplexes Gebilde

und treibt sie etwas auseinander. Auf diese Weise wird einem In-sich-Zusammensacken der aufrechten Säule von innen her entgegengewirkt.

Funktions-weise der Band-scheiben

Wenn wir die Wirbelsäule bewegen, verlagert sich der dickflüssige Kern etwas: Beugen wir uns vor, geht er nach hinten, beugen wir uns zurück, geht er nach vorn, beugen wir uns zur Seite, weicht er zur gedehnten Seite aus. Wenn wir uns drehen, verhindern die Bandscheiben, dass sich der Abstand der Wirbelkörper zu sehr verringert, denn dann würden sie auf die Nerven drücken, die durch die Wirbellöcher austreten. Die Bandscheiben sind über halbdurchlässige Deckplatten mit den benachbarten Wirbelkörpern verbunden.

Im Laufe des Tages bewirkt der Druck, der durch die Aufrichtung und die Schwerkraft auf den Wirbeln lastet, dass ein Teil der Gewebeflüssigkeit aus den Bandscheiben gepresst wird. Er fließt in das poröse Knochengewebe der Wirbelkörper. Nachts, wenn wir liegen und kein Druck auf die Wirbelsäule wirkt, fließt die Flüssigkeit wieder zurück und füllt die Bandscheiben auf.

Der Bandscheibenvorfall

Dass sich unsere Wirbelsäule jede Nacht aufs Neue regeneriert, funktioniert mit zunehmendem Alter immer weniger. Ab etwa 40 Jahren lässt die Fähigkeit unserer Gewebe, Wasser zu binden, deutlich nach, so dass der Knorpel auf Dauer an Elastizität verliert. Er vermag dann vor allem Druck nicht mehr so gut abzupuffern und beginnt zu verschleißen. Das führt besonders dort, wo aufgrund von Fehlhaltungen der Druck auf einzelne Wirbelsäulenabschnitte ständig sehr hoch ist, zu Rissen im Faserring.

Durch diese Risse quillt der Gallertkern hervor. Da die ganze Wirbelsäule von breiten, kräftigen Bändern fast wie von einem Stützstrumpf umgeben ist, wird die austretende Masse in den meisten Fällen zurückgehalten. Dann spricht man von einem »stummen Vorfall«. Wir merken nur etwas von einem Bandscheibenvorfall, wenn die Gallertmasse auf Nerven drückt, was sich in starken Schmerzen und Taubheitsgefühl bis hin zu Lähmungserscheinungen äußern kann.

Band-scheiben-vorfall

Der Hexenschuss

Bei einem Hexenschuss hingegen müssen die Bandscheiben noch nicht beteiligt sein. Es schmerzen vor allem die Muskeln, die sich verspannt haben, weil sie nicht kräftig genug sind, den Körper den ganzen Tag aufgerichtet zu halten.

Verspannte Muskeln verkürzen sich. Da Muskeln ihre Fasern nur im Zustand der Entspannung »öffnen« können, so dass Sauerstoff und Nährstoffe einströmen und Stoffwechselschlacken ausströmen können, leidet ein verspannter Muskel an einem Mangel an Nährstoffen und Sauerstoff. Da er auch die Schlacken nicht loswird, wird er immer »saurer«, bis er sich eines Tages völlig verkrampft.

Verspannte Muskeln werden »sauer«

Handelt es sich dabei um einen Muskel, der den Raum zwischen zwei Wirbeln überspannt, dann wird seine starke Verkürzung in der Verkrampfung dazu führen, dass ein ständiger Druck auf die Wirbelgelenke wirkt. Diese beginnen sich zu entzünden und zu verformen, wodurch Schmerzen entstehen.

Diese Schmerzen veranlassen das Gehirn, den Befehl zu geben, diesen Wirbelsäulenabschnitt gar nicht mehr zu bewegen, wodurch sich der Muskel noch mehr verkrampft und sich die Stoffwechselsituation noch weiter verschlimmert. Es setzt ein Teufelskreis ein.

Erste Hilfe und Vorsorge

▶ Gegen die Beschwerden helfen akut nur Ruhen, Wärme und andere stoffwechselanregende Maßnahmen (zum Beispiel Bäder, Heusäcke – Buchtipp Seite 92).

Drei Säulen der Behandlung

▶ Als »Nachsorge« jedoch sollte man lernen, wie man seine Muskeln entspannt (Seite 83). Vor allem aber sollte man sie kräftigen, damit sie ihre Halteaufgaben erfüllen können, ohne sich erneut aus Überforderung zu verspannen.

▶ Eine weitere grundlegende Vorsorge besteht darin, die Körperhaltung zu verbessern und schädigendes Verhalten im Alltag (schlechtes Sitzen, falsches Heben, Schlafen auf ungeeigneten Matratzen und Kissen) zu vermeiden.

Muskeln, die uns aufrichten

Rückenmuskeln – ein echtes Powerpaket

Um unsere Wirbelsäule gegen den Zug der Schwerkraft aufrecht zu halten und das ganze Gewicht des Rumpfes zu tragen, wenn wir uns zum Beispiel vorbeugen, brauchen wir kräftige Rückenmuskeln. Die Hauptarbeit macht der »Rumpfaufrichter« *(Musculus erector spinae)*, der mit vielen Faserzügen hinter den Wirbelkörpern liegt und die Wirbelbögen so einbettet, dass im Rücken nur noch die Spitzen der Dornfortsätze zu tasten sind. Die Haltearbeit wird vor allem in seinen tiefsten Schichten geleistet, wo er mit kleinen Muskelbündeln von Wirbel zu Wirbel zieht. Die langen Muskelzüge, die sichtbar und tastbar an der Oberfläche liegen, dienen eher der Koordination. Alle Rückenmuskeln zusammen verspannen die Wirbelsäule im Becken, so wie ein Schiffsmast über die Takelage gehalten wird. Ein großer Teil dieser Muskulatur reagiert zumeist unabhängig von unserem Willen, denn immer, wenn unsere Wirbelsäule die Lotrechte verlässt, zum Beispiel weil wir uns zum Arbeiten nach vorn beugen, »springt sie an« und verhindert, dass der ganze Rumpf nach vorn fällt. Dass sie uns ständig halten muss, wird deutlich, wenn sie vor Müdigkeit ihrer Aufgabe nicht mehr gewachsen ist: Der Rumpf sinkt in sich zusammen und wir sacken nach vorn oder auf die Seite.

Die rumpfaufrichtende Muskulatur (der Rückenstrecker)

Wie die Takelage eines Schiffsmastes

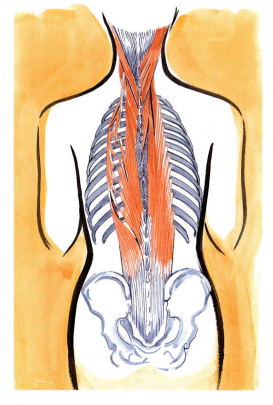

Muskeln, die uns aufrichten

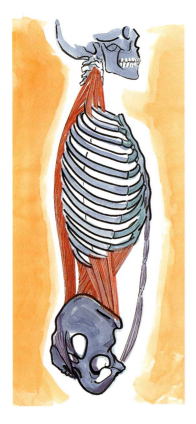

Rücken- und Bauchmuskeln als Gegenspieler

Damit die Rückenmuskulatur funktionsfähig ist und bleibt, brauchen wir viel Bewegung – von Kindesbeinen an. Zeigt sie deutliche Anzeichen von Leistungsverlust etwa durch eine Haltungsschwäche, dann muss sie ganz gezielt auftrainiert werden. Dazu sind viele Yogaübungen hervorragend geeignet.

So bleibt die Muskulatur funktionsfähig

Das Zusammenspiel der Muskeln

Unsere Muskulatur ist so aufgebaut, dass jede Muskelgruppe einen Gegenspieler hat. Der Rumpfaufrichter, der hinter der Wirbelsäule liegt, hat als Gegenspieler die tiefen und oberflächlichen Bauchmuskeln, die vor der Wirbelsäule liegen. Beide zusammen stabilisieren die Leibeswand.

Starke Bauchmuskeln ...

Die Bauchmuskeln bilden eine feste Decke, die den Organen des Bauchraums Halt gibt. Der tiefste Muskel verläuft quer, gleich einer breiten Bauchbinde. Darüber liegen die diagonalen Bauchmuskeln, die sich zwischen dem Becken und den unteren Rippen ausspannen. Als oberste Schicht verläuft der gerade Bauchmuskel (das »Waschbrett«) von oben nach unten.

... für eine aufrechte Haltung und gute Verdauung

Von der Spannkraft insbesondere der diagonalen Muskelzüge hängt entscheidend ab, ob der Brustkorb aufgerichtet sein kann. Wenn die unteren Rippen nicht durch die Muskelspannung nach unten und innen gezogen werden, kippt im Stand der ganze Brustkorb nach hinten; dadurch wird nicht nur der untere Rücken gestaucht, sondern der Rumpf fällt insgesamt aus der Lotrechten.
Der Halt der Bauchdecke ist außerdem wichtig, damit die Bauchorgane, die beim Einatmen von dem großen Atemmuskel Zwerchfell

Entscheidend ist die Spannkraft

Starke Bauchmuskeln

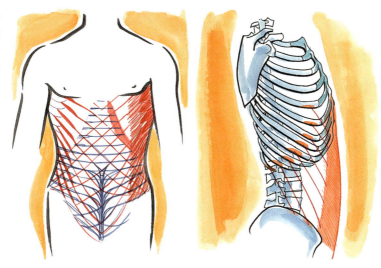

Netzanordnung der Bauchmuskeln

Die diagonalen Bauchmuskeln stabilisieren die vordere Leibeswand

nach unten gedrückt werden, nur nach unten ausweichen (und nicht auch nach vorn). Sie werden so mit jeder Atembewegung massiert und in ihrer Funktion unterstützt. Die Yogis sprechen in diesem Zusammenhang gerne von einer »Anregung des Verdauungsfeuers«. Sie messen diesem Feuer große Bedeutung bei, da ihrer Ansicht nach der gesamte Stoffwechsel gut funktioniert, wenn es kräftig und gleichmäßig brennt – eine wesentliche Voraussetzung für unsere Gesundheit. Sind die Bauchmuskeln nicht kräftig genug, weichen sie dem Druck des herabsteigenden Zwerchfells nach vorn und unten aus. Dadurch fehlt den Organen die Atemmassage, und gleichzeitig wird die Bauchdecke immer instabiler – sie »leiert aus«. Das Becken verliert seinen Halt und kippt nach vorn, was wiederum den unteren Rücken staucht.

»Anregung des Verdauungsfeuers«

Der Psoas

Ein weiterer Gegenspieler der Aufrichtemuskulatur im Rücken ist der Darmbeinlendenmuskel *(M. Ileopsoas)*, kurz Psoas genannt. Er zieht, von den Seiten der Lendenwirbelsäule kommend, durch das ganze Becken und verläuft dann mit seinen Sehnen durch die Leisten zur Innenseite der Oberschenkel. Der Psoas ist der wichtigste Beuger im Hüftgelenk. Bedingt durch unsere Sitzkultur hat er die Tendenz, sich

Der wichtigste Beuger im Hüftgelenk

Muskeln, die uns aufrichten

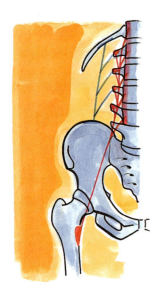
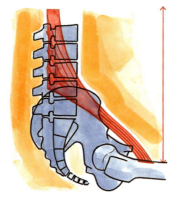
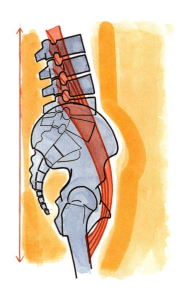

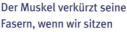
Der Muskel verkürzt seine Fasern, wenn wir sitzen

Der Verlauf des Psoas zwischen Rücken und Oberschenkel im Laufe des Lebens stark zu verkürzen und zu verhärten. Wenn wir stehen, muss er sich gut dehnen können, damit sich das Becken aufrichten kann. Sind seine Fasern nicht nachgiebig genug, zieht er im Stand die Lendenwirbelsäule nach innen und unten – also ins Hohlkreuz und damit in die Stauchung –, sobald wir die Beine strecken. Der Winkel zwischen Beinen und Bauch (der Leistenwinkel) kann sich nicht mehr genügend öffnen, und das Becken wird in einer nach vorn gekippten Haltung fixiert. Das Gelenk, das am meisten unter dieser Stauchung leidet, ist das Lenden-Kreuzbein-Gelenk *(Articulus Lumbosacralis)*. Es verbindet den untersten Lendenwirbel mit dem Kreuzbein. Auch bei guter Haltung ruht aufgrund des Körpergewichts und der Schwerkraft ständig ein starker Druck auf der untersten Bandscheibe (siehe Abbildung Seite 21 oben) – deshalb verschleißt sie am häufigsten und frühsten. Ein Hohlkreuz beschleunigt diesen Prozess noch. Die Verkürzung des Psoas wirkt sich auf jeden Schritt aus, denn jedes Mal, wenn wir ausschreiten, müsste sich der Leistenwinkel des hinteren Beines auf mehr als 180° öffnen lassen. Ist das nicht möglich, muss das Becken gekippt werden. Deshalb haben Menschen mit Hohlkreuz oft Rückenschmerzen, wenn sie eine Weile stehen und besonders, wenn sie viel gehen, da die Bandscheiben der Lendenwirbel ständig so unter Druck stehen, dass sie ihre Stoßdämpferfunktion nicht mehr richtig erfüllen können. **Im Stand muss er sich dehnen lassen, damit sich das Becken aufrichten kann**

Der Beckenboden

Das Körpergewicht lastet ganz auf der untersten Bandscheibe, bevor es sich auf die Beine verteilt

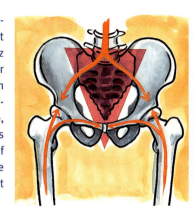

Um den unteren Rücken dauerhaft und wirkungsvoll zu entstauchen, braucht man einen funktionsfähigen Beckenboden, denn er verschließt nicht nur die untere Beckenöffnung, sondern wirkt auch auf die Haltung der Wirbelsäule ein.

Drei Muskelschichten

Der Beckenboden besteht aus drei Muskelschichten, einer innersten, mittleren und äußeren Schicht.

Die drei Schichten des Beckenbodens: oben die äußere, in der Mitte die innerste und unten die mittlere Schicht

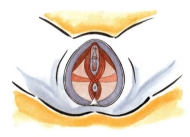

▶ Die äußere Schicht legt sich, einer lang gezogenen Acht gleich, verstärkend um die Öffnungen im Beckenboden – bei der Frau After, Scheide und Harnröhre, beim Mann After und Harnröhre. Die Muskelfasern dieser Schicht verlaufen von vorn (vom Schambein) nach hinten (zum Steißbein).

Äußere Schicht

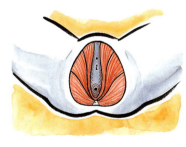

▶ Ganz ähnlich, nur großflächiger, verläuft die innerste, also tiefste Schicht. Sie besteht aus einem Muskel, der Anusheber genannt wird. Er verläuft mit zwei breiten Schenkeln vom Steißbein nach vorn. In seiner Mitte bleibt eine Öffnung für After, Harnröhre und Scheide frei. Der Anusheber liegt wie eine Schale unten im knöchernen Beckenring.

Innerste, tiefste Schicht

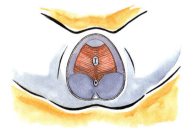

▶ Die mittlere Schicht verläuft quer zu den beiden anderen, um die Öffnung in der Mitte zu sta-

Mittlere Schicht

Muskeln, die uns aufrichten

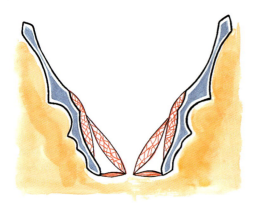 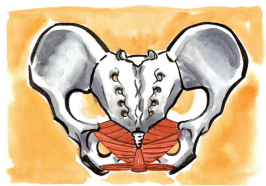

Die innersten und mittleren Muskeln des Beckenbodens bilden eine Schale bilisieren. Sie verbinden die Sitzbeinhöcker in Höhe des Damms, also zwischen After und Geschlechtsorganen.

Die Muskeln des Beckenbodens sind weitgehend miteinander verbunden, so dass wir fast immer alle gleichzeitig anspannen oder lösen. Bewusst sind uns besonders die Schließmuskeln von After und Harnröhre. Spannen wir den Schließmuskel des Afters an, dann geht der innerste Muskel, der Anusheber, automatisch mit. Bei Frauen spannt sich auch fast immer der Muskel mit an, der die Scheide umgibt.

Die Muskeln gezielt trainieren

Im Zusammenhang mit dem Rücken interessieren uns vor allem die Schließmuskeln des Afters und der mit ihnen »verschaltete« Anusheber, da beide mit dem Steißbein verbunden sind. Zieht man sie zusammen, dann wird das Steißbein zur Mitte des Beckenbodens nach unten und vorn gezogen, und das Becken richtet sich auf.

Das Becken aufrichten

Die Muskeln, die Sie mit besonderer Aufmerksamkeit trainieren sollten – vor allem dann, wenn Sie öfter Schmerzen rund ums Kreuzbein haben –, sind die Dammmuskeln (die mittlere Schicht), die quer von Sitzbein zu Sitzbein verlaufen. Wenn Sie die Sitzbeine zusammenziehen, richten Sie nämlich nicht nur das Becken auf, sondern nehmen auch Druck von den Gelenken zwischen Kreuzbein und Becken und damit von den Nerven, die an dieser Stelle austreten (zum Beispiel dem Ischias).

Eine entsprechende Übung zur »Aktivierung der Muskeln zwischen den Sitzbeinen« finden Sie auf Seite 39.

Gut auf beiden Beinen stehen

Ähnlich verbreitet wie Haltungsschäden der Wirbelsäule sind Fehlhaltungen der Beine und Füße. Bedingt durch einen schwachen Beckenboden drehen sich die Oberschenkel zu weit nach innen. Gleichzeitig bewirkt eine geschwächte Fußmuskulatur und eine Fehlstellung der Füße, dass die Fußgewölbe absinken und Knick-Senk-Spreizfüße und entzündete Zehenballen entstehen. Da die Beinknochen sowohl von oben als auch von unten nicht in den vorgesehenen Achsen stehen, kommt es zu X-Beinen (vor allem bei Frauen) und O-Beinen (eher bei Männern) und zu Schädigungen der Knie- und Hüftgelenke.

Beckenboden und Beinstellung

Die Stellung der Oberschenkel in den Hüftgelenken wird vor allem über sechs kleine, ganz in der Tiefe des Beckens liegende Muskeln reguliert, die Auswärtsdreher des Beins. Zwei dieser Muskeln bilden den hinteren Teil des Beckenbodens und sind mit dem Anusheber »verschaltet«. So bewirkt jede Kontraktion der Muskeln des Beckenbodens, dass sich die Oberschenkel auswärts drehen. Sie finden dadurch zu einer besseren Stellung in den Hüftgelenken, und die Knie werden nach vorn ausgerichtet und gleichmäßiger belastet.

Die Schwerkraftlinien der Beine ...

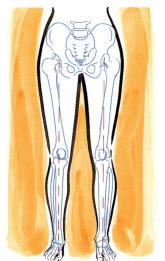
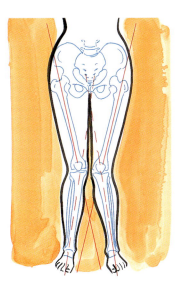
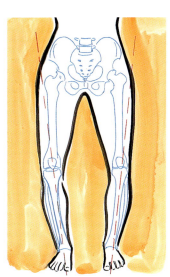

... bei geraden Beinen, X- und O-Beinen

Macht man zusätzlich noch Übungen, um die Fußmuskulatur zu kräftigen (siehe Video-Tipp »Füße«, Seite 92), richten sich die Füße aus der Knick- und Senkhaltung langsam wieder auf, so dass wir mit Unterstützung des Beckenbodens in eine ausbalancierte »koordinierte« Standhaltung kommen können.

Richtig stehen

Füße immer parallel

▶ Für die korrekte Standhaltung – wie übrigens auch für korrektes Gehen – werden die Füße immer parallel zueinander gehalten. Sie stehen auf drei Auflagepunkten und zwar auf den Großzehen- und Kleinzehenballen und den Außenkanten der Fersen (entsprechend dem außen von der Mittelachse liegenden Fersenbein). Ebenso wie die Beine bleiben sie parallel, auch dann, wenn die Beine gebeugt werden. Das ist wichtig zu beachten, wenn Sie X-Beine oder einen Hallux valgus haben, denn beide Fehlstellungen verstärken sich, wenn sich die Knie beim Beugen der Beine nähern.

Die Füße trainieren

▶ Kräftige Füße zu erarbeiten entlastet den Rücken, denn Stöße, die sonst beim Gehen, Laufen und Springen fast unabgeschwächt in den Beckengelenken und der unteren Wirbelsäule ankommen, können so viel besser abgefedert werden.

Beide Beine gleichmäßig belasten

▶ Ein weiterer Faktor führt dazu, dass der Rücken aus dem Gleichgewicht gerät: Die Angewohnheit, so zu stehen, dass nur ein Bein – und zwar immer dasselbe – als Standbein dient, während das andere Spielbein ist. Beide Füße beim Stehen gleichmäßig zu belasten fühlt sich zwar etwas steif und ungewohnt an, ist aber für die Statik von Becken und Rücken eindeutig besser (siehe Abbildung Seite 25 links).
Wer auf einem Bein steht, schiebt die Hüfte und das Becken auf dieser Seite hoch, während auf der unbelasteten Seite des Spielbeins Hüfte und Becken absinken. Das führt zu einem teilweise beträchtlichen Beckenschiefstand mit einer Vielzahl von Folgen für die Gelenke des Beckens und der Wirbelsäule (Abbildung Seite 25 Mitte).
Erstens kommt es zu einer dauerhaften Fehlbelastung des Hüftgelenks des Standbeins, die den Knorpel schädigt. Dann bewirkt der Schiefstand, dass auf einer Seite die Gelenkfläche des Kreuzbein-Darmbein-Gelenks senkrecht steht, wodurch das Kreuzbein, das nur von Bändern im Beckenring gehalten wird, die Tendenz bekommt, nach unten abzurutschen. Schließlich veranlasst die schiefe Auflagefläche des Kreuzbeins den fünften Lendenwirbel und damit die ganze Wirbelsäule, die-

Den Rücken aufrichten

Becken und Wirbelsäule beim Stand auf beiden Beinen (links), mit Stand- und Spielbein (Mitte) ...

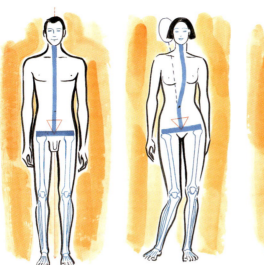

... und bei »echtem« Beckenschiefstand durch unterschiedlich lange Beine (rechts)

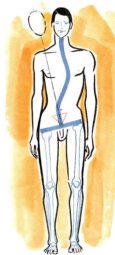

ses Schiefsein auszugleichen, indem sie seitlich abweicht. Das wiederum führt zu einer einseitigen Druckbelastung der Bandscheiben. Es ist klar, dass ein Mensch, der viel stehen muss und nicht auf beiden Beinen ruht, sich langfristig durch die Fehlbelastung schädigt. Doch braucht es viel Achtsamkeit und Geduld, sich den »Zweibeinstand« anzugewöhnen, da gerade Haltungsmuster tief in unserem Gehirn verankert sind. Aber die Mühe lohnt sich, weil nach und nach auch hartnäckige Rücken- und Nackenschmerzen besser werden.

Den Rücken aufrichten

Von unten nach oben aufbauen

Für eine aufrechte Haltung ist es notwendig, den unteren Rücken zu entlasten, die Beine gerade zu stellen und das Becken so aufzurichten, dass sich die Wirbelsäule darauf – ihren natürlichen Krümmungen folgend – erheben kann. Um das zu erreichen, muss vor allem der Beckenboden trainiert und außerdem die Stützmuskulatur des Körpers gedehnt und trainiert werden.

So, wie der untere Rücken unter Druck gerät, wenn das Becken nicht richtig aufgerichtet werden kann, so hängt die Aufrichtung des oberen Rückens davon ab, wie weit die Schultern nach hinten und unten sinken können.

Muskeln, die uns aufrichten

Da wir eine große Beweglichkeit der Schultern und Arme brauchen, ist der Schultergürtel nur über zwei kleine Gelenke (die inneren Schlüsselbeingelenke) mit dem Brustkorb verbunden. Seinen eigentlichen Halt bekommt er durch eine so genannte Muskel-Sehnen-Kappe, die sich um die Schulterblätter und die Schultergelenke herumlegt. Die Kraft und Dehnungsfähigkeit der Muskeln, die sich zwischen dem Brustbein und der Brustwirbelsäule erstrecken, bestimmen die Haltung des Schultergürtels. Da wir unsere Arme den ganzen Tag vor dem Körper haben – und nachts auch noch, wenn wir auf der Seite liegen – verkürzt sich die Brustmuskulatur immer mehr und zieht dadurch die Schultern nach vorn und oben. Der Brustkorb hingegen sinkt nach unten und innen, da die Rückenmuskeln meist nicht kräftig genug sind, dem Zug der Brustmuskeln – und unter Umständen dem Gewicht des Busens – genug entgegenzusetzen. Wenn der Rundrücken zur Fehlhaltung wird, versteift die obere Brustwirbelsäule immer mehr, das heißt sie verliert die Fähigkeit, sich zu strecken und aufzurichten.

Verkürzte Brustmuskulatur zieht die Schultern nach vorn und oben

Schultern gehören nach hinten – unten – außen

Damit die Schulterblätter auf der Rückseite des Brustkorbs nach unten sinken und parallel zur Wirbelsäule stehen können und diese sich aufrichten kann, muss in der Regel der Kleine Brustmuskel intensiv gedehnt werden. Er zieht nämlich den nach vorn reichenden Fortsatz der Schulterblätter, der unterhalb der Schlüsselbeine am Dekolleté tastbar ist, nach unten. Dadurch werden die Schulterblätter insgesamt nach oben und vorn gezogen. Sie liegen bei manchen Menschen fast auf den Schultern, wodurch der Brustkorb einsinkt und der obere Rücken sich rundet. Um mit einem solchen Rundrücken noch nach vorn schauen zu können, muss man den Hals vorschieben und das Kinn heben, was wiederum zu einem gestauchten Nacken und einer fehlbelasteten Halswirbelsäule führt. Da die Bandscheiben in der Halswirbelsäule nicht sehr dick sind, verschleißen sie unter dieser einseitigen Belastung übermäßig schnell. Folge davon ist das so genannte »HWS-Syndrom«. Es bedeutet, dass die Nerven, die aus der Halswirbelsäule (HWS) austreten, an ihren Wurzeln gedrückt werden, da sich durch die geschädigte Bandscheibe das Wirbelloch verkleinert hat. So werden die Nerven nicht mehr so gut ernährt und es kommt zu Schmerzen und Empfindungsstörungen wie Einschlafen und Kribbeln in den Händen, Armen, den Schultern und dem Nacken.

Folgen des Rundrückens

Das HWS-Syndrom

Ein freier, weiter Nacken

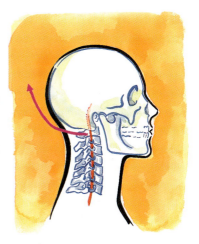

Besonderheiten der Halswirbelsäule

Nicht nur die Bandscheiben der Halswirbelsäule sind dünn, sondern auch ihre Wirbel sind viel weniger dick und robust als weiter unten in der Wirbelsäule. Aus diesem Grunde ist sie besonders anfällig für Abnutzungserscheinungen.

Die Halswirbelsäule in ihrer Funktion als Verbindung zwischen Brustraum und Kopf – und damit dem Gehirn – zeigt einige Besonderheiten. So weisen die beiden Querfortsätze der Wirbel ein Loch auf, durch das auf jeder Seite eine Arterie zieht, die Blut vom Herzen zur Basis des Gehirns mit seinen lebenswichtigen Zentren pumpt.

Durchblutungsstörungen des Gehirns

Wenn der Nacken ständig im Hohlnacken gestaucht ist oder wenn sich die Wirbel verschoben haben, verliert dieser knöcherne Kanal etwas von seiner Durchlässigkeit – darunter leidet die Duchblutung des Gehirns. Als Symptome solcher Durchblutungsstörungen zeigen sich schnelle Ermüdbarkeit, Kopfschmerzen sowie Verschlechterung des Seh- und Hörvermögens.

Blick auf die Wirbelarterie – in einem freien, weiten Nacken

Am meisten gerät die Arterie jedoch durch den Hohlnacken dort unter Druck, wo ihre beiden Äste zur Mitte zusammenlaufen und über das Hinterhauptsloch zum Gehirn aufsteigen. Die nach vorn verschobene Halswirbelsäule bewirkt nämlich, dass der Kopf mit seinen Gelenkflächen auf dem ersten Halswirbel, dem Atlas, ebenfalls nach vorn rutscht und sich damit der hintere Teil des so genannten Oberkopfgelenks schließt.

Um den Nacken zu strecken und das Oberkopfgelenk zu öffnen, muss die Wirbelsäule von unten her wieder ins Gleichgewicht gebracht werden. Insbesondere muss die Brustwirbelsäule gestreckt und damit der Brustkorb gehoben werden: Dadurch schiebt sich sofort der Hals etwas nach hinten, der Nacken verlängert sich und das Kinn sinkt. Damit der Nacken Halt in diesem Gleichgewicht findet, brauchen wir kräftige Muskeln im Nacken und im oberen Rücken.

Aus-sich-Herauswachsen

▶ Sehr hilfreich ist die Vorstellung, wann immer möglich mit dem Schädeldach nach oben und hinten zu streben. Ein solches Aus-sich-Herauswachsen lässt den Nacken sofort durchlässiger werden und nimmt Spannung aus der Muskulatur.

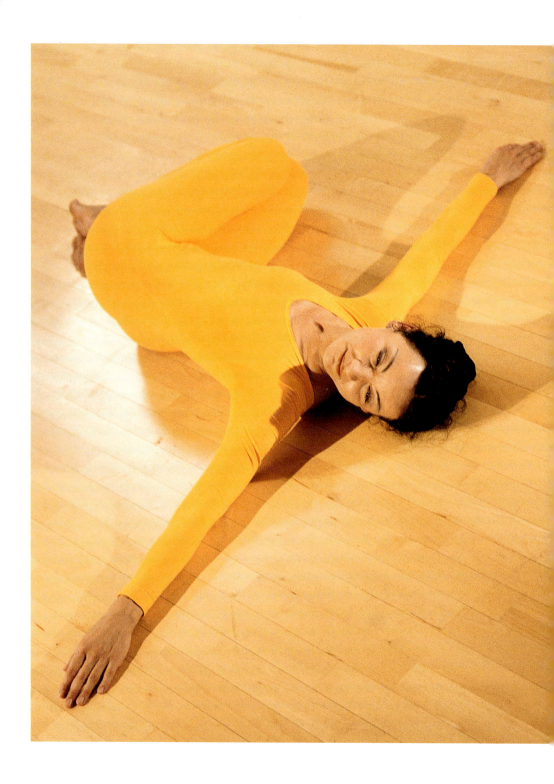

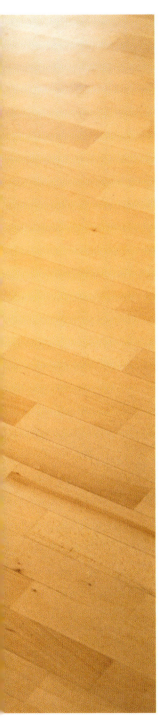

Übungen, die wirklich helfen

Nun können Sie beginnen, sich den Rücken zu stärken! Wählen Sie ganz nach Bedürfnis zwischen einem Übungsprogramm für den oberen, den unteren oder den gesamten Rücken. Außerdem gibt es kleine Programme für spezielle Fälle. Jede Haltung ist natürlich auch allein geübt wirkungsvoll. Ihre verwandelnde Kraft kann sich aber oft erst in der richtigen Kombination ganz entfalten. Erfahren Sie nun am eigenen Körper, wie sich Ihre Haltung und Ihr Körpergefühl verändern, wie Sie sich mit Leichtigkeit aufrichten können und wie Spannungsschmerzen endlich nachlassen!

Tipps fürs Üben

Wann, wie und wo üben Sie am besten?

Die richtige Zeit

Bevor Sie Ihre Übungspraxis beginnen, schauen Sie sich Ihren normalen Tagesablauf an: Wann können Sie ungefähr eine halbe Stunde ungestört sein?

Eine ungestörte halbe Stunde

▶ Wenn Sie mit einem Partner oder Ihrer Familie zusammenleben, klären Sie ab, ob die Zeit, die Sie für sich vorgesehen haben, auch für die/den anderen stimmt.

▶ Eine sehr gute Übungszeit ist früh am Morgen. Dann sind Sie zwar vermutlich noch ein bisschen steif, aber am ehesten ungestört. Das Üben macht Sie wach und regt den Kreislauf und die Verdauung an.

▶ Vielleicht passt es aber besser für Sie, abends nach der Arbeit zu üben, um Anspannungen und Verspannungen, die sich im Lauf des Tages aufgebaut haben, wieder abzubauen und abzuschalten. Üben Sie abends, wenn Sie regelmäßig sehr erschöpft von der Arbeit heimkommen, wenn Sie abends Rückenschmerzen haben

oder Mühe, am Ende des Tages zur Ruhe zu finden.

▶ Vielleicht passt es sogar am besten in Ihren Tag, wenn Sie 15 bis 20 Minuten am Morgen und etwa genauso lange am Abend üben. In diesem Fall wählen Sie zwei kurze Übungsprogramme (Seite 91 bis 94) oder teilen eine längere Übungsfolge (ab Seite 43) in zwei Teile.

TIPP!

Achten Sie unbedingt darauf, dass Ihre letzte Mahlzeit oder Ihr letzter Imbiss mindestens zwei Stunden zurückliegt. Meiden Sie Kaffee oder schwarzen Tee vor dem Üben, da die Wirkung von Koffein und Teein auf den Organismus die Wirkungen der Übungen überdeckt.

Der richtige Platz

▶ Geeignet ist jeder Ort, an dem Sie zwischen drei und vier Quadratmeter Platz haben und an dem Sie sich wohl und ungestört fühlen. Sie sollten den Raum, in dem Sie Yoga machen, lüften können, er sollte warm sein, und vor allem sollten Sie die Tür hinter sich zumachen können.

Wann sollten Sie nicht üben?

▶ Üben Sie nicht, wenn Sie wissen, dass Sie eigentlich keine Zeit haben, gerade einen Anruf erwarten oder klar ist, dass Sie gestört werden könnten.

Bei beginnenden oder akuten Erkrankungen

▶ Üben Sie nicht, wenn Sie krank sind, also eine Erkältung, Grippe oder Entzündungen haben. Nach einer schweren Erkrankung schonen Sie sich genügend lange (besonders nach der Einnahme von Antibiotika).

▶ Üben Sie nicht, wenn Sie sich »irgendwie« krank fühlen, da manche Übungen eine beginnende Erkrankung noch verstärken können. Warten Sie eine Untersuchung beim Arzt ab.

▶ Üben Sie keine Haltungen und Bewegungsabläufe bei akuten Erkrankungen im Bewegungsapparat (Hexenschuss, Bandscheibenprobleme, Ischias und sonstige starke Schmerzen). In diesen Fällen braucht Ihr Körper in der Regel nichts als Ruhe. Wenn Ihre Beschwerden schon etwas zurückliegen oder Sie ernsthafte Probleme im Bewegungsapparat aufgrund von Abnutzung haben, üben Sie unbedingt unter der Anleitung eines qualifizierten Yogalehrers (am besten mit der Zusatzqualifikation »Rückenschulleiter«).

▶ Lassen Sie Rückenschmerzen, die über einen längeren Zeitraum anhalten, unbedingt von einem Arzt abklären. Zeigen Sie Ihrem Arzt, welche Übungen Sie machen wollen, und sprechen Sie sie mit ihm ab.

▶ Üben Sie nicht (oder nur unter fachärztlicher Anleitung), wenn bei Ihnen starke psychische Störungen diagnostiziert worden sind (etwa eine Psychose oder Depression). Ihre Beschwerden könnten sich verschlimmern.

▶ Üben Sie sehr vorsichtig, wenn Ihr Kreislauf und Blutdruck zu starken Schwankungen neigen. Normalerweise reguliert sich ein zu niedriger Blutdruck nach einiger Zeit durch Bewegungsabläufe und kraftvolle Haltungen. Beachten Sie hierzu den Spezial-Ratgeber »Power durch Yoga« (Buchtipp Seite 93). Ist Ihr Blutdruck eher zu hoch oder haben Sie ernsthafte Durchblutungsstörungen (arterielle Durchblutungsstörungen, Schwindel, schwere Venenentzündungen), dann sprechen Sie Ihre Übungspraxis mit Ihrem Arzt ab. Sollten Sie bereits einen Herzinfarkt (bzw. Bypass) oder Schlaganfall gehabt haben, fragen Sie Ihren Arzt nach einer Ornish-Herz-Gruppe, in der Yoga unter ärztlicher Aufsicht geübt wird.

▶ Frauen müssen ausprobieren, wie sie das Üben während der

Wenden Sie sich im Zweifelsfall immer an Ihren Arzt!

PRAXIS

Tipps fürs Üben

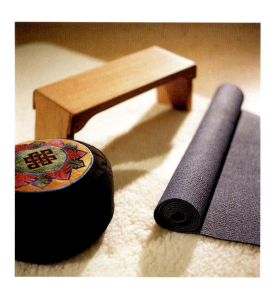

Lockere Kleidung, eine Sitzhilfe, zwei Matten – und Ruhe – ist alles, was Sie zum Üben brauchen

Monatsblutung vertragen. Horchen Sie sorgsam in Ihren Körper hinein und nehmen Sie seine Signale und Reaktionen ernst.
▶ In der Schwangerschaft können viele Frauen so lange üben, bis der Bauch im Wege ist. Beobachten Sie Ihren Körper sehr achtsam, und sprechen Sie vor allem das Übungsprogramm (insbesondere die Atemübungen) mit der Hebamme ab. Ziehen Sie außerdem Fachliteratur zum Thema »Yoga für Schwangere« zu Rate oder besuchen Sie in dieser Zeit einen Yoga-Spezialkurs zur Geburtsvorbereitung. Entsprechende Adressen kann Ihnen der BDY (Adresse Seite 93) oder das Geburtshaus in der nächsten größeren Stadt vermitteln.

Was Sie zum Üben brauchen

● Eine weiche, warme Matte, mindestens 1,80 x 0,75 m groß (mit rutschfester Gummierung, wenn Sie auf Parkett üben)
● eine rutschfeste, ganz dünne Matte für die Standhaltungen, Bewegungsabläufe und Haltungen wie den Hund (Seite 65), Standardgröße 1,75 x 0,60 m
● eine Sitzhilfe Ihrer Wahl, also ein Sitzkissen oder Bänkchen (probieren Sie aus, worauf Sie lange gut sitzen!)
● eine Decke, die Sie in einigen Haltungen zusammengefaltet zum Abstützen des Körpers nehmen können. Am besten ist eine nicht zu dicke Baumwoll- oder Wolldecke.

Die Ausrüstung

Eine vollständige Ausrüstung kostet etwa 120,– €. Eine Bezugsadresse für Matten, Kissen, Bänkchen und Ähnliches finden Sie im Anhang.

Sie brauchen eventuell außerdem noch:
● ein flaches kleines Kissen, das Sie sich unter den Kopf legen
● eine Rolle oder eine zusammengerollte Decke, die Sie sich in der Rückenlage unter die Knie schieben können, um Ihren unteren Rücken zu entlasten.

Wie Sie mit diesem Buch üben

Kein Ersatz für einen Yogakurs Ein Yoga-Übungsbuch kann nicht die individuelle Unterstützung eines Lehrers ersetzen, wohl aber Anregungen geben, wie Sie Ihrem Rücken regelmäßig zu Hause Gutes tun können.

Wichtig vor dem Üben

▶ Bevor Sie die Übungen ausprobieren, lesen Sie aufmerksam die Einführung über die Wirbelsäule (Seite 12). Je besser Sie verstehen, warum Sie etwas tun, desto eher können Sie Ihrem Körper gerecht werden und desto schneller und intensiver wirken die Übungen.

Lesen und dabei in der Vorstellung mitüben ▶ Lesen Sie dann den Praxisteil, und üben Sie dabei in der Vorstellung mit. Versuchen Sie, sich so deutlich wie möglich in jeder Übung oder Haltung zu sehen. Solange das Bild noch nicht klar ist, lesen Sie den Text wiederholt nach. Durch dieses Üben im Geiste regen Sie die Zonen Ihres Gehirns, die mit Bewegung befasst sind, fast genauso stark an, als wenn Sie tatsächlich üben würden. Mit diesem »Vorlauf« bereiten Sie das Nervensystem und die Muskeln vor, die Bewegung klar, präzise und mit größerer Leichtigkeit auszuführen.

▶ Bevor Sie mit einer Übungsreihe beginnen, machen Sie zuerst die Übungen für den Beckenboden, bis sie Ihnen vertraut sind (Seite 37). Sie können die meisten Übungen unauffällig im Laufe des Tages wiederholen.

Spürbare Veränderung

Da die Muskulatur des Beckenbodens eine Schlüsselstellung für die tiefe Muskulatur des unteren Rückens, des Beckens und der Beine hat, wird sie bei fast jeder Übung benutzt. Dieses Kontrahieren des Beckenbodens und vor allem das Halten der Kontraktion ist zuerst recht ungewohnt. Mit dem Üben allerdings gewinnt der Beckenboden an Spannkraft, was langfristig dazu führt, dass sich die Beckenstellung und die Ausrichtung von Beinen und Füßen verändert. Dadurch werden alle Gelenke etwas anders belastet. Insbesondere die Knie, aber auch der Rücken können in dieser Phase der Umgewöhnung mit Schmerzen reagieren, die gewöhnlich nach einiger Zeit abklingen. Lassen Sie sich also nicht gleich verunsichern. (Meine Knie, die jahrzehntelang an die X-Stellung gewöhnt waren und bei intensiver Belastung Probleme machten, schmerzten fast 1 1/2 Jahre beim Üben, danach aber auch nie wieder!)

Ungewohnt: die Kontraktion des Beckenbodens

Anfängliche Schmerzen klingen bald ab

PRAXIS
Tipps fürs Üben

TIPP!

Die Übungsprogramme

Die drei Übungsprogramme in diesem Kapitel dauern jeweils ungefähr 30 Minuten. Im Anhang finden Sie Kurzprogramme für den Fall, dass Sie besser zweimal 15 Minuten in Ihrem Tag unterbringen. Üben Sie maximal fünfmal und minimal dreimal pro Woche, wenn Sie Erfolge sehen wollen. Lassen Sie sich nicht entmutigen, wenn Sie mal einen oder mehrere Tage nicht üben können. Nehmen Sie immer wieder einen Anlauf, bis das Üben Ihnen zur lieben Gewohnheit wird.

Den Atem beobachten und fließen lassen

▶ Achten Sie darauf, dass Sie in jeder Übung ruhig und fließend weiteratmen können. Der Atem wird sich bei einigen Übungen durchaus vertiefen, vielleicht werden Sie sogar etwas ins Schnaufen kommen, bis Sie wieder beweglicher geworden sind und Kraft aufgebaut haben.

Wenn der Atem stockt ▶ Wenn Sie jedoch merken, dass Ihr Atem stockt, dann strengen Sie sich zu sehr an, entweder körperlich oder geistig. Machen Sie weniger und entspannen Sie, bis der Atem wieder fließen kann.

▶ Nach dem Üben möchten Sie vielleicht tief aufatmen oder gähnen. Lassen Sie diese natürlichen Atemimpulse auf jeden Fall zu.

Weniger ist oft mehr

Wenn Sie Rückenschmerzen haben, wenn Ihre Schultern verspannt sind oder wenn Sie – im wahrsten Sinne des Wortes – hartnäckig geworden sind, bedeutet das in der Regel, dass Sie sich mehr abverlangen, als Ihr Körper im Moment leisten kann. Yoga jedoch ist ein Übungsweg, dem Leistungsdenken fremd ist.

Üben ohne Stress!

▶ In diesem Buch werden Sie einige Übungen finden, die durchaus anstrengend sind. Achten Sie darauf, was Ihre Verhaltensmuster sind, wenn Sie sie ausführen. Beobachten Sie genau Ihre Gefühle und Gedanken und die Reaktionen Ihres Körpers, denn Sie treffen hier auf dieselben Muster, nach denen Sie sich bei Anforderungen des Alltags verhalten.

Verhaltensmuster erkennen

▶ Experimentieren Sie mit den Übungen in diesem Buch, um herauszufinden, welches Maß an Herausforderung und Loslassen Ihnen wohl tut. Ziel des Übens ist immer, dass Sie sich hinterher insgesamt besser fühlen, selbst wenn einige Gelenke in der Umstellungsphase protestieren sollten.

Der Yoga möchte Sie zu einem Gleichgewicht zwischen Spannkraft und Gelöstheit zurückführen.

Pausen machen

▶ Machen Sie nach jeder Übung eine kleine Pause und beobachten Sie, wie sich die Bewegung oder Haltung auswirkt auf die Art, wie Sie Ihren Körper wahrnehmen und wie Sie atmen.

▶ Beginnen und beenden Sie jedes der Übungsprogramme mit einem kurzen Nach-innen-Spüren in der Rückenlage, um wahrzunehmen, wie Ihre Ausgangssituation ist und wie Ihnen das Üben bekommt.

Nachspüren ist wichtig

Häufig verwendete Begriffe

Kontraktion/kontrahieren

Anspannen eines Muskels/einer Muskelgruppe.

Mobilisation

Blockierte Gelenke beweglicher machen.

Füße parallel

Die Linien von der Mitte der Fußgelenke nach vorn zum Raum zwischen dem 2. und 3. Zeh sind zueinander parallel. In den meisten Fällen sind dann auch die Außenkanten der Füße zueinander parallel.

Hüftgelenkbreit

Abstand der Beine/Füße zueinander. In der Lotrechten von der Mitte der Hüftgelenke durch die Mitte der Knie und Fußgelenke bis zum Raum zwischen dem 2. und 3. Zeh (siehe Zeichnung). Die Füße stehen so weit voneinander entfernt (ungefähr 10 cm), dass knapp noch ein weiterer Fuß dazwischen passt.

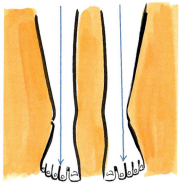

Hüftgelenkbreit stehen

Beckenbreit

Abstand der Beine/Füße zueinander. In der Lotrechten von den Seiten der Hüftbeine bis zu den Außenkanten der Füße. Die Füße stehen ungefähr 20 cm voneinander entfernt.

Schultergelenkbreit

Abstand der Hände zueinander, zum Beispiel beim Abstützen auf dem Boden. Sie stehen in der

PRAXIS

Tipps fürs Üben

Lotrechten von der Mitte der Schultergelenke durch die Mitte der Ellenbogen und Handgelenke bis zum 3. Finger. Die Hände sind ungefähr 25 bis 30 cm voneinander entfernt.

Hände parallel

Die Finger sind (in der Regel) gespreizt, die Mittelfinger parallel zueinander.

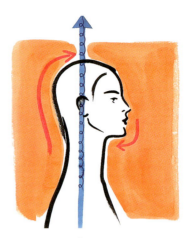

Langer Nacken

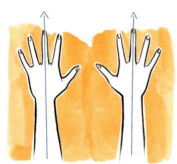

Hände parallel

Langer Nacken

Der Kopf strebt mit der Schädelbasis nach hinten und oben. Der Nacken wird sanft gedehnt, ohne dass ein Doppelkinn entsteht.

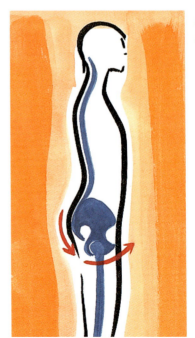

Das Becken aufrichten

Das Becken aufrichten – langer unterer Rücken

Durch Kontraktion des Beckenbodens richtet sich das Becken im Sitz, im Stand und in einer Vielzahl von Yogahaltungen auf, so dass der obere Rand des Kreuzbeins nach außen und unten kommt **(Zeichnung** rechts**)**.

Übungen für den Beckenboden

Erspüren Sie den Beckenboden

▶ Legen Sie sich auf den Rücken, mit einigen dicken Kissen unter den Schultern. Richten Sie sich so ein, dass Sie mühelos mit den Fingerspitzen den Bereich zwischen After und Scheide beziehungsweise Hoden berühren können **(Zeichnung)**. Werden Sie sich bewusst, wie Sie Ihren Beckenraum wahrnehmen: Als wie geräumig und lebendig erfahren Sie ihn?

Spannen Sie ausatmend alle Schließmuskeln an, und lösen Sie die Anspannung, wenn der Einatem kommt.
Beobachten Sie die kleine Bewegung unter Ihren Fingerspitzen: Wenn Sie anspannen, geht der Damm nach innen, wenn Sie entspannen, kommt er wieder zurück.
● Üben Sie so lange, bis Sie diese Bewegung ganz deutlich spüren. Dann wissen Sie, dass Ihr Beckenboden »funktioniert«, selbst wenn Sie die Bewegung von innen noch nicht deutlich wahrnehmen.

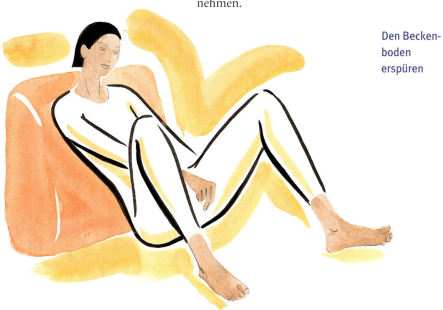

Den Beckenboden erspüren

PRAXIS
Übungen für den Beckenboden

Erspüren, wie der Beckenboden den unteren Rücken bewegt

▶ Stellen Sie in der Rückenlage Ihre Beine auf, ohne mit den Füßen Druck gegen den Boden auszuüben, so dass Ihr unterer Rücken sich etwas über dem Boden wölbt. Spannen Sie ausatmend die Muskeln des Beckenbodens an und beobachten Sie, wie sich die Rückseite der Taille zum Boden senkt (1).
Lösen Sie einatmend die Kontraktion und beobachten Sie, wie sich der untere Rücken wieder etwas hebt (2).
● Wiederholen Sie diesen Wechsel von Anspannung und Entspannung einige Male im Rhythmus Ihres Atems.

Erspüren, wie der Beckenboden den unteren Rücken und das Becken bewegt

▶ Setzen Sie sich im Fersensitz auf ein hochkant gelegtes Sitzkissen oder ein Sitzbänkchen, oder setzen Sie sich auf die vordere Kante eines Stuhls oder Hockers. Legen Sie Ihre Hände seitlich an die Beckenschaufeln. Die Daumen weisen nach hinten, die anderen Finger nach vorn. Lassen Sie das Becken entspannt nach vorn sinken, so dass Sie etwas ins Hohlkreuz gehen (Foto (1), Seite 39).
Spannen Sie ausatmend die Muskeln des Beckenbodens an. Beobachten Sie, wie sich das Becken unter Ihren Händen aufrichtet und sich der untere Rücken verlängert (Foto (2), Seite 39).
● Wiederholen Sie diesen Wechsel von Anspannung und Entspannung einige Male im Rhythmus Ihres Atems. Lassen Sie eine fließende Bewegung entstehen. Achten Sie immer darauf, die obere Bauchdecke und die großen Gesäßmuskeln möglichst entspannt zu lassen!

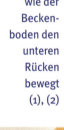

Erspüren, wie der Beckenboden den unteren Rücken bewegt (1), (2)

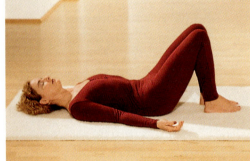

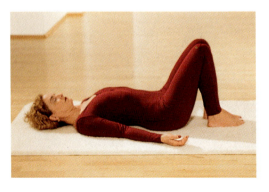

Erspüren Sie den Beckenboden

Erspüren, wie der Beckenboden den unteren Rücken und das Becken bewegt: entspannt beim Einatmen (1) ...

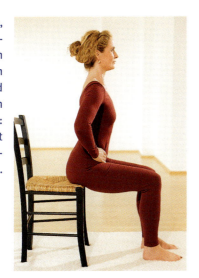

... und angespannt beim Ausatmen (2)

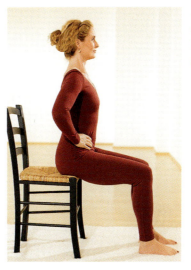

Aktivierung der Muskeln zwischen den Sitzbeinen

▶ Schieben Sie im Sitzen die Hände unter Ihr Gesäß, bis Sie deutlich die Sitzbeinhöcker spüren. Lassen Sie das Becken entspannt etwas nach vorn sinken, so dass Sie leicht ins Hohlkreuz gehen.
Ziehen Sie ausatmend kräftig die Sitzbeine aufeinander zu.
Wenn die Muskeln aktiv werden, fühlen Sie, dass sich die Sitzbeine unter Ihren Händen nach innen zurückziehen.
Beobachten Sie, wie sich Ihr Becken aufrichtet und sich die Beckenschale nach oben etwas zu erweitern scheint, während sich der untere Rücken ein wenig verlängert.

Entspannen Sie einatmend und spüren Sie, wie sich die Sitzbeine in Ihre Hände drücken.
● Wiederholen Sie diesen Wechsel von Anspannung und Entspannung einige Male im Rhythmus Ihres Atems.

Kraft im Beckenboden entwickeln

▶ Kommen Sie in einen aufrechten und bequemen Sitz Ihrer Wahl. Kontrahieren Sie ausatmend kräftig die Beckenbodenmuskulatur und lösen Sie sie wieder, bevor der Einatem kommt. Achten Sie darauf, dass Ihre Gesäßmuskeln entspannt bleiben.
● Wiederholen Sie diesen Wechsel von kraftvollem Anspannen und Lösen etwa 20-mal.

Grundhaltungen

Die Rückenlage

Die Rückenlage ist häufig Ausgangshaltung für eine Übungsfolge. Sie hilft, den Körper zu entspannen, und fördert die Innenschau.

▶ Begeben Sie sich langsam und bewusst vom Sitz in die Rückenlage, indem Sie sich entweder über die Seite oder über den Rücken abrollen, während Sie die Hände gefaltet um ein Knie legen (1). Achten Sie darauf, Ihren Körper in einer fließenden Bewegung zum Boden abzulegen.

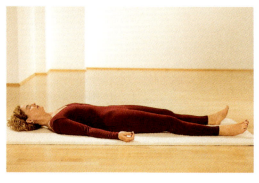

Vom Sitz in die Rückenlage kommen (1)

außen sinken. Legen Sie die Arme neben den Körper, die Handflächen nach oben weisend (2). Wenn Ihr oberer Rücken sich noch nicht strecken kann und der Kopf weit in den Nacken sinkt, legen Sie sich ein flaches Kissen unter den Hinterkopf. Wenn Ihr unterer Rücken schmerzt, legen Sie sich eine zusammengerollte Decke unter die Knie oder stellen die Beine angebeugt auf.

Die Rückenlage (2)

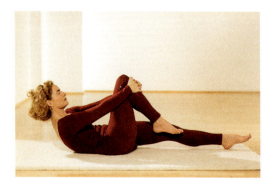

▶ Nehmen Sie in der Rückenlage die Beine in eine leichte Grätsche, so dass die Füße etwa beckenbreit auseinander liegen. Entspannen Sie Ihre Beine und lassen Sie die Fußspitzen nach

Der aufrechte Sitz

Die Sitzhaltung auf dem Boden dient im Yoga als Ausgangshaltung für eine Fülle verschiedener Übungen, zum Nachspüren und zur Meditation.
Wählen Sie einen Sitz gemäß Ihren Möglichkeiten. Er sollte

PRAXIS
Der aufrechte Sitz

möglichst bequem sein, so dass Sie eine Weile in ihm bleiben mögen. Sie brauchen dafür ein Sitzkissen (Meditationskissen) oder Sitzbänkchen (Seite 32). Notfalls tut es auch eine zusammengefaltete Decke, sie ist aber unhandlicher und oft auch zu hart, wenn sie wirklich Halt gibt.

Der Sitz mit gekreuzten Beinen

▶ Setzen Sie sich mit gekreuzten Beinen so auf den vorderen Rand Ihres Sitzkissens, dass Sie schon fast wieder herunterrutschen. Sinn des Kissens ist, dass sich Ihr Becken aufrichten kann und dass Ihre Knie so weit nach unten sinken können, dass sie sich deutlich unterhalb des Bauchnabels befinden. Falls die Knie schmerzen, wenn sie so weit nach unten sinken, legen Sie ihnen ein Kissen unter.
Verbinden Sie sich im Geiste mit der Erde und »verwurzeln« Sie sich in der Sitzhaltung.
Werden Sie sich Ihrer vertikalen Körperachse bewusst, die ausgehend von der Mitte des Beckenbodens durch die Mitte des Becken-, Bauch- und Brustraums, des Halses und Kopfes bis zum Scheitelpunkt aufsteigt. Richten Sie Ihren Körper an dieser Lotrechten aus. Wachsen Sie entlang der Achse aus sich he-

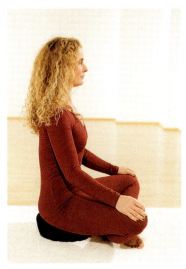

Sitz mit gekreuzten Beinen (Schneidersitz). Setzen Sie sich auf die Vorderkante des Kissens, damit sich das Becken aufrichtet und die Knie weiter nach unten sinken können.

raus, indem Sie mit dem Hinterkopf etwas nach hinten und oben streben, während Sie gleichzeitig mit dem Becken und den Beinen ganz verwurzelt bleiben.
Lassen Sie die Schultern nach hinten, unten und außen sinken. Entspannen Sie dann Ihren Körper, ohne dabei zusammenzusinken.

Der Fersensitz

▶ Setzen Sie sich so auf ein Sitzbänkchen, dass die niedrigere Seite der Sitzfläche zu Ihnen weist.
Richten Sie sich entlang der vertikalen Achse aus und entspannen Sie die Schultern. Achten Sie darauf, dass Ihr unterer Rücken nicht ins Hohlkreuz sinkt.

PRAXIS
Grundhaltungen

Die Standhaltung von unten nach oben aufbauen

▶ Stellen Sie Ihre Füße hüftgelenkbreit nebeneinander (Seite 35). Richten Sie sie so aus, dass sich die dritten Zehen parallel zueinander befinden. Strecken Sie die Zehen und legen Sie sie entspannt zum Boden zurück. Schmiegen Sie die Großzehenballen, die Kleinzehenballen und die Außenkanten der Fersen an den Boden – dadurch heben sich die inneren Fußränder etwas. Verteilen Sie Ihr Gewicht gleichmäßig auf die Vorfüße und Fersen. Kontrahieren Sie die Muskeln des Beckenbodens. Streben Sie mit dem Steißbein nach unten und vorn und mit dem oberen Kreuzbeinrand nach hinten und unten, so dass sich das Becken aufrichtet und die Leisten ganz flach werden. Achten Sie darauf, dass die Gesäß- und die Bauchmuskeln möglichst locker bleiben!
Da sich durch die Kontraktion des Beckenbodens die Beine auswärts drehen, schmiegen Sie die Großzehenballen bewusst nach unten. Drücken Sie mit den Auflagepunkten der Füße fest gegen den Boden.
Spüren Sie den Aufrichteimpuls, der durch die Beine auf das Becken wirkt, und wachsen Sie aus dem unteren Rücken und der Wirbelsäule heraus.
Heben Sie Ihr Brustbein und lassen Sie Ihre Schultern entspannt nach hinten, unten und außen sinken.
Dehnen Sie sich aus der Halswirbelsäule heraus und streben Sie mit dem Kopf nach hinten und oben. Heben Sie Ihren Blick einige Zentimeter über die Linie des Horizonts.
Lassen Sie Ihre Arme neben dem Körper hängen, so dass die Handflächen zum Körper weisen.
● Verweilen Sie so mehrere Atemzüge im ruhigen Gleichgewicht, mit der »Achtsamkeit in allen Teilen Ihrer selbst«.

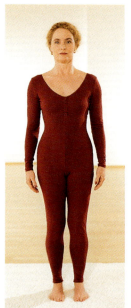
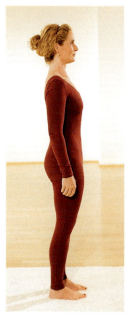

Der aufrechte Stand

Übungsfolge für den oberen Rücken

Sie ist besonders geeignet für Sie, wenn Sie öfter Nacken- und Schulterverspannungen haben und wenn Ihr Oberkörper im Stand und im Sitz die Tendenz hat, nach unten und vorn zu sinken. Die Übungen helfen, eine gute Haltung zu bekommen und zu bewahren und die Atemkraft zu stärken.

So beginnen Sie die Übungsfolge

▶ Kommen Sie in die Rückenlage (stellen Sie die Beine angebeugt auf, wenn Ihr unterer Rücken schmerzt). Wie liegen Sie? Wie nehmen Sie Ihren Körper und besonders den Schultergürtel wahr? Wo können Sie Atembewegung beobachten und wie tief und ruhig ist Ihr Atem? Merken Sie sich alles gut – es ist Ihre Ausgangssituation.

Sich dehnen und räkeln

▶ Kommen Sie in den Fersensitz. Stellen Sie die Hände vor den Knien auf und beginnen Sie, sich zu räkeln und zu dehnen. Strecken Sie die linke Hand weit nach rechts und die rechte weit nach links vorn (1). Dehnen Sie sich wohlig in die Seiten des Brustkorbs.
Lassen Sie Ihren Atem fließen und alle Geräusche machen, die gut zum Räkeln passen.

▶ Halten Sie dann den Körper in der Mitte, strecken Sie die Arme weit nach vorn, legen Sie die Stirn auf (2) und lassen Sie das Gesäß zu den Fersen sinken.

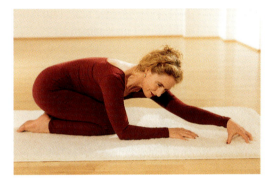

Sich dehnen und räkeln (1)

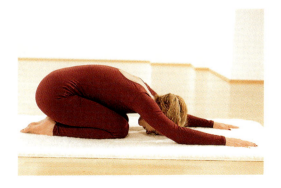

Tief in den Rücken atmen (2)

PRAXIS

Übungsfolge für den oberen Rücken

Atmen Sie tief und wohlig in den Rücken hinein.
Werden Sie sich bewusst, wo sich Ihr Rücken mit dem Atem bewegt. Lenken Sie Ihre Aufmerksamkeit und damit Ihren Atem ganz besonders in die Bereiche des Rückens, die Sie nicht so deutlich spüren, die verspannt sind oder schmerzen.
● Verweilen Sie so einige Atemzüge lang.

Den Nacken stärken

▶ Strecken Sie einatmend die Wirbelsäule durch. Schmiegen Sie die Hände gegen den Boden, streben Sie mit dem Brustbein nach vorn und oben und heben Sie den Kopf. Achten Sie darauf, dass Ihr Nacken lang bleibt und Sie nicht Ihr Kinn heben (1). Lassen Sie den Bauch und die unteren Rippen im Kontakt mit den Oberschenkeln, damit sich Ihr Rücken nicht wieder rundet. Entspannen Sie ausatmend die Hände, Arme, Schultern und den Rücken und lassen Sie den Kopf behutsam wieder sinken (2).
● Wiederholen Sie die Bewegung in Ihrem Atemrhythmus. Versuchen Sie, Ihren Brustkorb immer weiter zu heben, jedoch ohne die Bauchdecke von den Oberschenkeln zu lösen – denn dann biegt sich der Rücken nicht mehr durch, sondern rundet sich.

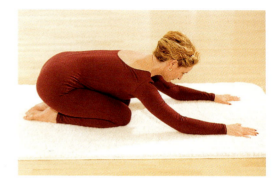

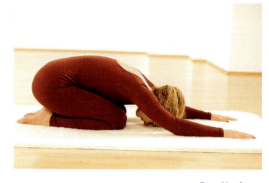

Alternativen

Wenn Ihre Stirn nicht zum Boden kommt, legen Sie sich eine zusammengefaltete Decke unter, damit der Kopf nicht zu sehr hängt.
Wenn es Ihnen unmöglich ist, auf den Fersen zu sitzen, dann setzen Sie sich auf einen Stuhl und stellen einen zweiten mit der Lehne zu Ihnen gewandt vor sich. Legen Sie den Bauch auf die Oberschenkel und die Hände auf die (nicht zu hohe) Lehne. Üben Sie ansonsten wie angegeben.

Den Nacken stärken (1), (2)

PRAXIS
Übungsfolge für den oberen Rücken

Den Rücken im Vierfüßlerstand dehnen und drehen

Die folgende Übung ist sehr angenehm für den ganzen Rücken. Sie dehnt und entlastet ihn. Zugleich kräftigt sie die Schulter- und Brustmuskeln und die Arme.

▶ Kommen Sie in den Vierfüßlerstand. Stellen Sie Ihre Hände etwa um die Länge einer Hand weiter nach vorn. Legen Sie Ihre linke Hand mit dem Handrücken auf den Boden, so dass die Fingerspitzen nach rechts weisen. Schieben Sie ausatmend die linke Hand nach rechts, führen Sie sie innen um das rechte Handgelenk herum und streben Sie dann mit ihr weit nach rechts vorn. Beugen Sie den rechten Arm an und drehen Sie Ihren Rumpf nach vorn und unten (Foto).

Den Rücken im Vierfüßlerstand dehnen und drehen

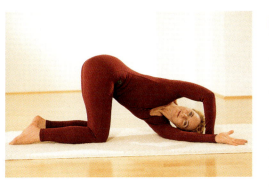

Drücken Sie einatmend fest mit der rechten Hand gegen den Boden, ziehen Sie Ihren linken Arm zurück und stellen Sie die Hand wieder auf.
Legen Sie Ihre rechte Hand mit dem Handrücken auf den Boden, so dass die Fingerspitzen nach links weisen. Schieben Sie ausatmend Ihre rechte Hand nach links, führen Sie sie um das linke Handgelenk herum und streben Sie dann mit ihr weit nach links vorn.
Beugen Sie dafür den linken Arm an und drehen Sie Ihren Rumpf nach vorn und unten.
Drücken Sie einatmend fest mit der linken Hand gegen den Boden, ziehen Sie Ihren rechten Arm zurück und stellen Sie die Hand wieder auf.
● Fahren Sie damit einige Male im Rhythmus Ihres Atems fort.

Mobilisierung des oberen Rückens

▶ Nehmen Sie in der Bauchlage Ihre Beine in eine leichte Grätsche, so dass Sie die Leisten an den Boden schmiegen können. Breiten Sie Ihre Arme seitlich in Schulterhöhe aus und winkeln Sie die Unterarme an, bis sie parallel liegen.
Legen Sie Ihren Kopf auf die rechte Seite. Heben Sie ihn wenige Zentimeter vom Boden. Drehen Sie ihn ausatmend zur anderen Seite, dabei bleibt die Nasenspitze ganz dicht am

PRAXIS

Übungsfolge für den oberen Rücken

Boden, und legen Sie Ihren Kopf behutsam wieder ab (1).

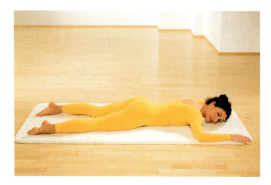

Mobilisierung des oberen Rückens (1)

Achten Sie darauf, dass Ihr Nacken lang bleibt und dass sich nicht statt der Nasenspitze das Kinn über den Boden bewegt!

● Fahren Sie einige Male damit fort, immer einatmend den Kopf etwas zu heben und ihn ausatmend zur anderen Seite zu drehen und abzulegen. Erspüren Sie dabei die kleine Bewegung in Ihrem oberen Rücken.

▶ Wenn Sie merken, dass Sie zu ermüden beginnen, legen Sie beide Hände übereinander und die Stirn auf die Handrücken. Spüren Sie einige Atemzüge lang im Nacken und im oberen Rücken nach.

Kräftigung des oberen Rückens

▶ Kommen Sie in dieselbe Ausgangshaltung (Seite 45). Atmen Sie aus und kontrahieren Sie den Beckenboden. Heben Sie einatmend den rechten Arm und den Kopf.

Drehen Sie den Kopf etwas nach rechts, gerade so weit, dass Sie unter dem rechten Arm hindurch zur Seite schauen können (2). Kehren Sie ausatmend in die Ausgangshaltung zurück. Drehen Sie dann Kopf und Oberkörper ein-

Kräftigung des oberen Rückens (2)

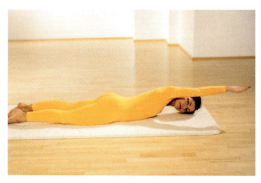

atmend nach links und schauen Sie unter dem linken Arm hindurch nach links.

● Wiederholen Sie diese Bewegung einige Male im Rhythmus Ihres Atems.

Die Kobra – den Rücken strecken und kräftigen

Durch die vorangegangenen Drehungen ist die Brustwirbelsäule gut darauf vorbereitet, sich aus der Rundung herauszustrecken, so dass sich der Brustkorb zu heben vermag. Die drei Varianten der Kobra bauen aufeinander auf.

PRAXIS
Übungsfolge für den oberen Rücken

Sie können sie nacheinander üben oder eine auswählen.

Kobra mit angewinkelten Armen

▶ Nehmen Sie in der Bauchlage Ihre Beine in eine leichte Grätsche, so dass Sie die Leisten an den Boden schmiegen können. Beobachten Sie einen Moment lang die Atembewegung an der Rückseite der Taille.
Breiten Sie Ihre Arme seitlich in Schulterhöhe aus und winkeln Sie die Unterarme an, bis sie parallel liegen.
Atmen Sie aus und kontrahieren Sie den Beckenboden.

Kobra mit angewinkelten Armen (1)

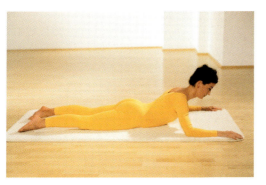

Heben Sie einatmend Kopf und Oberkörper und streben Sie mit dem Brustbein weit nach vorn und oben (1). Achten Sie darauf, dass der Nacken lang bleibt und Sie das Kinn nicht heben.
Ziehen Sie ausatmend das Brustbein nach unten und innen und legen Sie Oberkörper und Kopf ab. Entspannen Sie den Beckenboden und nehmen Sie einen Zwischenatem.
● Wiederholen Sie das Heben und Senken einige Male im Rhythmus Ihres Atems.
▶ Spüren Sie in der Bauchlage nach und beobachten Sie, wie der Atem jetzt in den unteren Rücken strömt.

Kobra mit gestreckten Armen

▶ Üben Sie genauso wie mit angewinkelten Armen, strecken Sie jedoch die Arme nach vorn und außen, so dass die Hände ungefähr einen Meter voneinander entfernt liegen (2).
Achten Sie darauf, dass die Schultern sich nicht den Ohren nähern. Lassen Sie sie vielmehr jedes Mal, wenn Sie den Oberkörper heben, bewusst nach hinten und unten sinken.

Kobra mit gestreckten Armen (2)

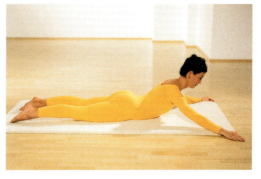

Übungsfolge für den oberen Rücken

Die Sphinx

▶ Legen Sie in der Bauchlage die Hände übereinander und die Stirn auf die Handrücken. Lassen Sie die Schultern zum Boden »hinunterschmelzen« (1).

Die Sphinx (1), (2)

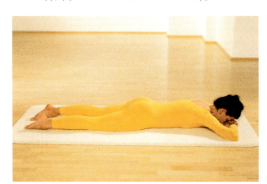

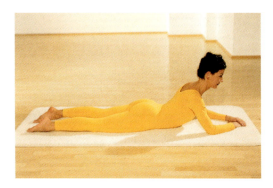

Kontrahieren Sie ausatmend die Muskeln des Beckenbodens und schmiegen Sie die Leisten an die Unterlage.
Heben Sie einatmend den Brustkorb. Ziehen Sie gleichzeitig die Ellenbogen nach innen unter die Schultern und lassen Sie die Hände dabei aufeinander. Streben Sie mit dem Brustbein nach vorn und oben, mit den Schultern nach hinten, unten und außen (2).
Lassen Sie ausatmend die Ellenbogen nach vorn und außen gleiten, ziehen Sie Ihr Brustbein wieder nach innen und legen Sie die Stirn auf die Handrücken. Entspannen Sie den Beckenboden und nehmen Sie einen Zwischenatem.
● Wiederholen Sie diesen Ablauf einige Male im Rhythmus Ihres Atems.
● Verweilen Sie dann in der Haltung der Sphinx: erst einen, dann zwei, dann drei, dann vier, fünf und sechs ruhige Atemzüge lang – steigern Sie die Dauer von Mal zu Mal; der Beckenboden bleibt dabei kontrahiert.
Drücken Sie sich mit den Armen vom Boden weg, und heben Sie den Brustkorb weit nach vorn und oben. Achten Sie darauf, dass der Nacken lang bleibt. Schauen Sie in dieser Haltung weit in die Horizontale.
▶ Zurück in der Bauchlage, stellen Sie die Hände seitlich neben dem Brustkorb auf, drücken gegen den Boden, heben das Becken an und schieben es nach hinten zu den Fersen. Versuchen Sie, die Arme gestreckt zu halten.
● Verweilen Sie in dieser Haltung, und atmen Sie tief und wohlig in Ihren Rücken.

PRAXIS
Übungsfolge für den oberen Rücken

Die folgenden Übungen dienen dazu, die Brust- und Schultermuskeln wohltuend zu dehnen und zu kräftigen.

Die Grußhaltung

▶ Legen Sie in einem bequemen, aufrechten Sitz die Handflächen vor der Brust aneinander. Heben Sie die Ellenbogen nach vorn und oben, bis sie sich fast auf Schulterhöhe befinden. Ziehen Sie die Schulterblätter nach unten zusammen. Heben Sie Ihr Dekolleté. Drücken Sie kräftig die Handwurzeln gegeneinander und atmen Sie ruhig weiter.

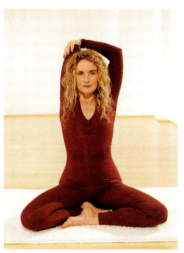

Der Kuhkopf (1)

Umfassen Sie mit der linken Hand den rechten Ellenbogen. Führen Sie ihn erst etwas nach hinten, dann zur Mitte, bis die rechte Achsel weit gedehnt ist. Atmen Sie tief in Ihre rechte Flanke (1).

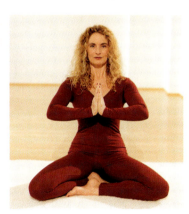

Die Grußhaltung

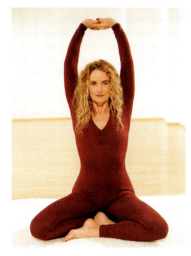

Der Kuhkopf (2) – Variante Seite 50

Der Kuhkopf

▶ Heben Sie Ihren rechten Arm über vorn nach oben. Führen Sie ihn weit nach hinten. Beugen Sie ihn an und legen Sie die Hand zwischen die Schulterblätter.

PRAXIS

Übungsfolge für den oberen Rücken

▶ Dehnen Sie anschließend genauso die linke Achsel.

Variante

▶ Falten Sie die Hände und drehen Sie die Handflächen nach unten. Heben Sie die Arme gestreckt nach oben und möglichst weit nach hinten, ohne den Brustkorb nach hinten zu kippen. Dehnen Sie sich weit aus den Achseln heraus nach oben (Foto (2), Seite 49).

Der Tisch

Die folgende Haltung ist zwar recht anstrengend, aber besonders gut geeignet, um alle Muskeln, die den Schultergürtel stabilisieren, zu kräftigen.
Üben Sie zuerst dynamisch und versuchen Sie dann, einige Atemzüge lang im Tisch zu verweilen.

Tipp: Wenn Sie relativ kurze Arme haben, stützen Sie sich auf die Fäuste. Wenn Sie sehr empfindliche Handgelenke haben, dann benutzen Sie so genannte Liegestützhilfen (im Sportfachhandel erhältlich).

▶ Stellen Sie im Langsitz Ihre Füße hüftgelenkbreit parallel vor dem Becken auf (Seite 35).
Je nach Armlänge legen Sie entweder die Fäuste oder Hand-

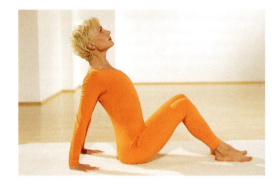

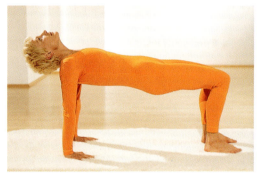

Der Tisch (1), (2)

flächen hinter das Becken, die Fingerspitzen weisen fußwärts. Spannen Sie die Muskeln des Beckenbodens an und halten Sie sie während der ganzen Übungsdauer kontrahiert.
Drücken Sie kraftvoll mit den Handflächen oder Fäusten gegen den Boden, bis Ihr Brustkorb sich hebt und Sie das Gefühl haben, ins Hohlkreuz zu gehen (es fühlt sich nur so an!).
Halten Sie Ihren Hals und Nacken in der Verlängerung der Wirbelsäule (1).
Führen Sie einatmend Ihr Becken nach vorn und oben, bis sich Ihr

PRAXIS
Übungsfolge für den oberen Rücken

Rumpf in der Waagrechten befindet und einer Tischplatte gleicht. Achten Sie darauf, dass Füße und Beine parallel bleiben. Lassen Sie den Bauch einsinken und heben Sie die Leisten (2). Achten Sie darauf, dass die Oberschenkel parallel bleiben und sich Ihre Füße nicht nach außen drehen.
Lassen Sie ausatmend das Becken wieder nach hinten und unten sinken bis fast zum Boden. Bleiben Sie dabei weit im Brustkorb und Schultergürtel.
● Wiederholen Sie diese Bewegung mehrere Male in Ihrem Atemrhythmus.
▶ Wenn Sie merken, dass Sie ermüden, bringen Sie das Becken langsam zum Boden. Legen Sie die gefalteten Hände um ein Knie und lassen Sie Ihren Rumpf nach hinten sinken, bis die Arme ganz gestreckt sind und das Körpergewicht an ihnen hängt.
Rollen Sie sich langsam in die Rückenlage ab (Foto 1, Seite 40).

Die Schulterbrücke I

Die Schulterbrücke ist eine der vielseitigsten Yogahaltungen. Sie kräftigt nachhaltig vor allem die Muskulatur des unteren Rückens, des Gesäßes, des Beckenbodens, einige der Muskeln, die die Beine im Hüftgelenk auswärts drehen (und damit Fehlstellungen der Beine und Füße korrigieren können) und der Beine (besonders bei gehobenen Fersen). Sie dehnt sanft den Nacken und die verkürzten Muskeln im Bereich der Leisten und an der Vorderseite der Oberschenkel.
Dynamisch geübt hilft sie, Muskulatur aufzubauen, statisch wirkt sie entspannend auf den unteren Rücken und die Beine.

▶ Stellen Sie in der Rückenlage die Beine angebeugt auf. Die Füße stehen hüftgelenkbreit und parallel. Kontrahieren Sie kraftvoll den Beckenboden, so dass sich die Taille an den Boden schmiegt und die untere Beckenöffnung nach oben weist. Lassen Sie den unteren Rücken durchhängen wie eine Hängebrücke und den Bauch einsinken. Dehnen Sie die Leisten nach oben. Schieben Sie dann die Knie nach vorn und oben, bis zwischen den Schultern und den Knien eine schiefe Ebene entsteht (Foto).

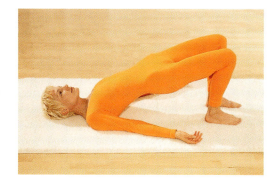

Schulterbrücke I

PRAXIS

Übungsfolge für den oberen Rücken

Achten Sie darauf, die Beine parallel zu halten und die Füße nicht auswärts zu drehen.
● Verweilen Sie so mehrere Atemzüge lang und halten Sie den Beckenboden kontrahiert. Lassen Sie mit jedem Ausatem das Brustbein etwas in den Körper hineinsinken, und heben Sie es mit jedem Einatem etwas in Richtung Kinn, so dass eine kleine, pulsierende Bewegung entsteht.
▶ Um die Haltung zu verlassen, heben Sie die Fersen und legen Ihren Rücken Wirbel für Wirbel langsam zum Boden zurück.

Dynamische Version

▶ Kommen Sie einatmend in die Schulterbrücke und führen Sie gleichzeitig die Arme nach hinten in die Verlängerung des Körpers.
Legen Sie ausatmend erst den Rücken ab (Foto), dann die Arme.

Schulterbrücke, dynamische Version

● Wiederholen Sie diese Bewegung einige Male im Rhythmus Ihres Atems.

Die Bauchdecke stärken I

Oberbauch

▶ Legen Sie in der Rückenlage die Fingerspitzen auf das Brustbein und schieben Sie es nach unten und innen.
Heben Sie den Kopf und den Schultergürtel, als wollten Sie sich um das Brustbein herumrollen. Drücken Sie mit den Rippen des Rückens gegen den Boden, um den Hals zu entlasten.
Legen Sie die Hände entspannt auf die Oberschenkel und schauen Sie weit über die Fußspitzen hinweg in den Raum.

Die Bauchdecke stärken – Oberbauch

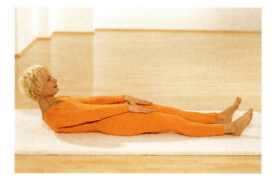

● Verweilen Sie so einige Atemzüge lang und entspannen Sie Hals und Nacken.
▶ Um die Haltung zu verlassen, legen Sie die Hände gefaltet unter

PRAXIS
Übungsfolge für den oberen Rücken

den Hinterkopf und legen den Kopf behutsam zurück.
Sobald er aufliegt, lassen Sie ihn einige Male über den Boden nach links und rechts rollen.

Unterbauch

▶ Stellen Sie in der Rückenlage die Beine angebeugt auf. Legen Sie den rechten Außenknöchel an das linke Knie und drücken Sie mit dem linken Fuß gegen den Boden, so dass sich die Rückseite der Taille an die Unterlage schmiegt.

Die Bauchdecke kräftigen – Unterbauch (1)

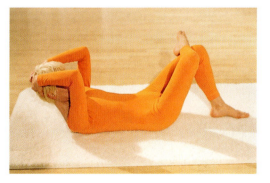

Legen Sie die Hände gefaltet an den Übergang vom Hinterkopf zum Nacken. Heben Sie den Kopf in der Schale der Hände **(1)**. Lösen Sie dann eventuell die Hände und strecken Sie die Arme neben dem Körper aus **(2)**. Ziehen Sie in einer kleinen, schnellen Bewegung die unteren Rippen Richtung Becken und kehren Sie zurück.

● Atmen Sie während dieser kaum sichtbaren, aber gut spürbaren pulsierenden Bewegung ruhig weiter.
▶ Um die Haltung zu verlassen, legen Sie die Hände gefaltet unter den Hinterkopf, legen den Kopf behutsam zurück und lassen ihn einige Male hin- und herrollen.

Die Bauchdecke kräftigen – Unterbauch (2)

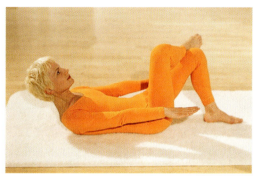

Kräftigung der diagonalen Bauchmuskulatur

▶ Breiten Sie in der Rückenlage beide Arme seitlich in Schulterhöhe aus. Ziehen Sie ein Bein nach dem anderen an den Bauch und schmiegen Sie die Rückseite der Taille an den Boden. Führen Sie einatmend die Beine um etwa 30° nach rechts (Foto **(1),** Seite 54). Halten Sie die linke Schulter am Boden und drehen Sie den Kopf etwas nach links. Verweilen Sie so einen Moment in der Atemfülle.
Kehren Sie ausatmend mit Kopf und Beinen zur Mitte zurück und

PRAXIS

Übungsfolge für den oberen Rücken

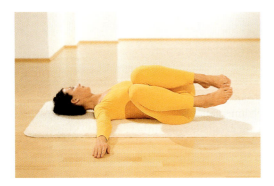

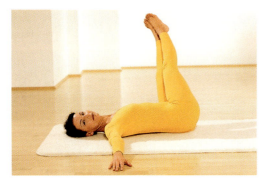

Kräftigung der diagonalen Bauchmuskulatur (1), (2)

ziehen Sie die Oberschenkel an den Bauch.
Führen Sie einatmend die Beine nach links und den Kopf nach rechts. Halten Sie dabei die Beine ganz dicht zusammen.
● Fahren Sie mit dieser Bewegung einige Male im Rhythmus Ihres Atems fort.

Wichtig: Achten Sie darauf, entspannt im Nacken zu bleiben. Ist das nicht möglich, dann nehmen Sie die Beine weniger weit zur Seite – bis sich der Nacken wohl fühlt!

Variante

▶ Je mehr Sie die Beine strecken, desto anspruchsvoller, aber auch kräftigender wird die Übung (2). Je gestreckter die Beine, desto anstrengender wird es auch für den Nacken. Achten Sie deshalb unbedingt auf einen entspannten Nacken, um Kopfschmerzen zu vermeiden!

Schulterbrücke mit Winkelhaltung der Beine (Ausgleichshaltung)

▶ Legen Sie in der Rückenlage die Fußsohlen dicht am Becken aneinander. Kontrahieren Sie kraftvoll den Beckenboden und lassen Sie die Rückseite der Taille zum Boden sinken.
Heben Sie dann das Becken und den unteren Rücken (Foto).
● Verweilen Sie so einige Atemzüge lang. Halten Sie den Beckenboden kontrahiert und lassen Sie

Schulterbrücke mit Winkelhaltung der Beine

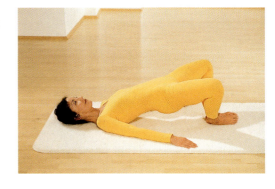

die Knie nach außen sinken. Strecken Sie anschließend in der Rückenlage die Beine aus.

Krokodilhaltung über ein gestrecktes Bein

In den Krokodilhaltungen wird der Schultergürtel fixiert und das Becken um die Körperachse gedreht. Sie sind Dehnhaltungen, die meist als sehr entspannend empfunden werden.
Manchmal kann man während der Drehung ein Knacken in der Wirbelsäule hören. Man nennt das »Eigenchiropraktik«: ein oder mehrere Wirbelgelenke renken sich wieder ein.
In der folgenden Variante wird die Brustmuskulatur intensiv gedehnt. Anschließend werden Sie die Schultern besser hinten, unten und außen halten können.

▶ In der Rückenlage breiten Sie beide Arme seitlich in Schulterhöhe aus und drehen die Handflächen zum Boden.
Beugen Sie das linke Bein an und stellen Sie den Fuß auf das rechte Knie oder den rechten Oberschenkel. Dehnen Sie sich weit über die rechte Ferse.
Führen Sie langsam das angebeugte Bein über das gestreckte zur rechten Seite. Halten Sie inne, wenn Ihre linke Schulter sich vom Boden lösen will (Foto).

Kommen Sie mit jedem Ausatmen etwas mehr in die Drehung, indem Sie die Beine weiter sinken lassen und mit den linken unteren Rippen bodenwärts streben.
Nehmen Sie einatmend die Drehung wieder etwas zurück.

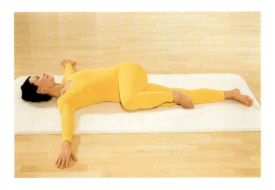

Krokodilhaltung über ein gestrecktes Bein

● Verweilen Sie in der Haltung und lassen Sie sie in Ihrem Atemrhythmus pulsieren.
▶ Um sie zu verlassen, führen Sie das linke Bein zur Mitte zurück und stellen es auf. Stellen Sie auch das rechte Bein auf. Vergleichen Sie die Wahrnehmung in Ihren beiden Körperseiten.
▶ Strecken Sie dann das linke Bein aus und stellen Sie Ihren rechten Fuß auf das linke Knie oder den Oberschenkel. Wiederholen Sie die Haltung nach links gedreht.
▶ Spüren Sie in der Rückenlage nach und beobachten Sie, wie Ihr Atem sich ausgedehnt hat und wie Ihr Schultergürtel aufliegt.

Übungsfolge für den unteren Rücken

Diese Übungsfolge ist für Sie besonders geeignet, wenn Sie aufgrund eines Hohl- oder Steilkreuzes öfter Schmerzen im unteren Rücken haben oder wenn Sie ab und zu unter Ischiasbeschwerden leiden.
Die verschiedenen Haltungen dehnen beziehungsweise kräftigen die Muskeln des unteren Rückens, des Beckenbodens, der Bauchdecke und der Beine und geben Ihnen Stabilität und Standvermögen.

So beginnen Sie die Übungsfolge

▶ Kommen Sie in einen aufrechten Sitz Ihrer Wahl. Richten Sie sich entlang Ihrer Körperachse aus und wachsen Sie aus der Wirbelsäule heraus nach oben.
• Verweilen Sie so eine Zeit lang und beobachten Sie, wie Sie sich in Ihrem Rücken wahrnehmen und wie viel Halt Sie dort finden, um den Rumpf aufgerichtet zu halten. Beobachten Sie, wie Sie Ihren Brustkorb und die Schultern halten und wo sich Ihr Körper im Kommen und Gehen des Atems bewegt.

Die Katze im Sitzen

▶ Kommen Sie auf einem Sitzbänkchen oder auf einem hochkant gelegten Sitzkissen in den Fersensitz.
Spüren Sie den Kontakt der Sitzbeinhöcker mit der Unterlage. Rollen Sie auf ihnen ausatmend langsam nach hinten, bis das Becken nach hinten gekippt ist und sich der ganze Rücken rundet (1).
Kommen Sie einatmend zurück auf die Sitzbeinhöcker und kippen Sie das Becken etwas nach vorn, bis Sie im Hohlkreuz sind

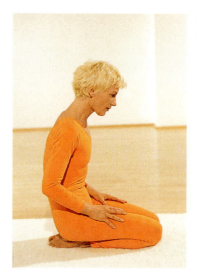

Die Katze im Sitzen (1)

PRAXIS
Übungsfolge für den unteren Rücken

Die Katze im Sitzen (2)

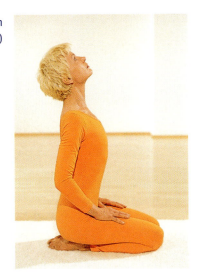

und der Rücken in einer angedeuteten Rückbeuge (2).
● Wiederholen Sie die Bewegung einige Male in Ihrem Atemrhythmus.

Den unteren Rücken von Blockierungen befreien

Sie können die folgende Übung ebenso gut auf dem Boden wie auf einem Stuhl sitzend machen. Damit sie ihre Wirkung entfalten kann, ist es sehr wichtig, dass Sie das Becken möglichst wenig mitbewegen und Ihren Rumpf so halten, als ob Sie einen Besenstiel verschluckt hätten.

▶ Kommen Sie in einen Sitz mit gekreuzten Beinen, wenn möglich ohne Sitzkissen (sonst besser auf einen Stuhl oder Hocker setzen). Stellen Sie die Fingerkuppen hinter dem Becken auf und richten Sie sich mit der Kraft der Arme auf. Machen Sie Ihren Rumpf ganz gerade, so als hätten Sie einen Stock verschluckt. Drücken Sie sich mit den Fingerkuppen ab und neigen Sie sich aus den Hüftgelenken etwas nach vorn, ohne dass der Brustkorb sinkt. Heben Sie vielmehr das Brustbein bewusst nach vorn und oben.
Drücken Sie sich etwas mehr mit der linken Hand vom Boden weg, so dass sich der Rumpf nach rechts neigt. Achten Sie darauf, dass die linke Gesäßhälfte am Boden bleibt (Foto).
Verlagern Sie den Rumpf nach hinten, dann nach links.

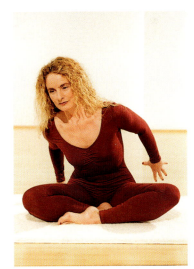

Den unteren Rücken von Blockierungen befreien

● Lassen Sie den Rumpf kreisen, ohne die Wirbelsäule zu beugen. Wechseln Sie von Zeit zu Zeit die Drehrichtung und die Größe und Geschwindigkeit der Kreise.
▶ Spüren Sie anschließend noch einen Moment im Sitz nach.

Die Katze, die einen Buckel macht und ihr Bein streckt

▶ Kommen Sie in den Vierfüßlerstand. Achten Sie darauf, dass sich Ihre Knie genau unter den Hüftgelenken und Ihre Handgelenke unter den Schultergelenken befinden.
Machen Sie ausatmend einen Katzenbuckel, indem Sie Ihr rechtes Knie und die Stirn aufeinander zubewegen (1).
Strecken Sie Ihr rechtes Bein einatmend weit nach hinten und oben und heben Sie Ihren Brustkorb und Kopf (2).
Achten Sie darauf, dass Sie Ihr Becken auf der Seite des gehobenen Beines nicht ausdrehen und dass Ihr Nacken lang bleibt.
● Wiederholen Sie diese Bewegung einige Male im Rhythmus Ihres Atems mit dem rechten Bein und dann mit dem linken Bein.

Die halbe Heuschrecke

▶ Legen Sie sich auf den Bauch. Wenn Sie sehr dünn sind, dann legen Sie sich ein Kissen oder eine weiche, zusammengefaltete Decke unter das Becken. Nehmen Sie die Hände übereinander und lassen Sie Ihre Schultern in die Breite nach unten sinken. Legen Sie die Stirn auf die Handrücken.
Spannen Sie am Ende eines Ausatems kraftvoll die Muskeln Ihres Beckenbodens an. Dehnen Sie Ihr rechtes Bein weit aus der Hüfte heraus und heben Sie es einatmend nach hinten und oben (**Foto** Seite 59).

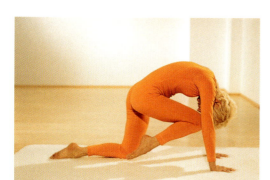

Die Katze, die einen Buckel macht und ihr Bein streckt (1), (2)

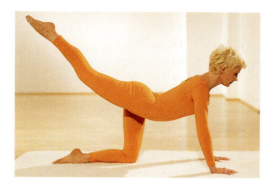

PRAXIS
Übungsfolge für den unteren Rücken

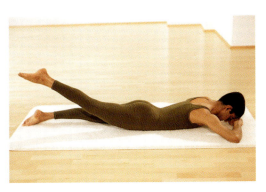

Die halbe Heuschrecke

Variante

▶ Heben Sie Ihr rechtes/linkes Bein und halten Sie es gehoben. Lassen Sie die Muskeln Ihres Beckenbodens kontrahiert, damit der Lendenbereich nicht gestaucht wird. Achten Sie darauf, entspannt im Schulter-Nacken-Bereich zu bleiben!

Lassen Sie Ihr Bein ganz gestreckt und achten Sie darauf, dass sich die rechte Seite Ihres Beckens nicht ausdreht.
Führen Sie ausatmend das Bein gedehnt zum Boden zurück. Entspannen Sie Ihren Beckenboden, sobald das Bein wieder aufliegt. Nehmen Sie einen Zwischenatem.
● Heben und senken Sie Ihr rechtes Bein einige Male im Rhythmus Ihres Atems. Nehmen Sie immer wieder einen Zwischenatem, und entspannen Sie dabei den Beckenboden.
▶ Spüren Sie nach und vergleichen Sie, wie Sie beide Beine und den Rücken wahrnehmen.
▶ Heben und senken Sie dann ebenso oft Ihr linkes Bein.
▶ Spüren Sie in der Bauchlage nach und beobachten Sie, wie sich der untere Rücken mit dem Einatem hebt und die Lendenwirbelsäule gedehnt wird und wie er sich mit dem Ausatem wieder senkt.

Die Heuschrecke

▶ Kontrahieren Sie in der Bauchlage kraftvoll den Beckenboden. Heben Sie beide Beine gleichzeitig (Foto).

Die Heuschrecke

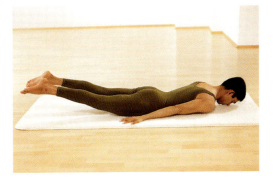

Achten Sie dabei darauf, mit den Schultern und dem Kopf entspannt am Boden zu bleiben. Ist das für den Nacken sehr anstrengend, heben Sie den Kopf etwas.
● Je nachdem, wie kräftig Ihr Beckenboden ist, heben und senken Sie die Beine im Rhythmus des Atems oder verweilen ruhig atmend in der Haltung.

Übungsfolge für den unteren Rücken

Variante

Die Heuschrecke – Variante

▶ Wenn Sie merken, dass es Ihnen nicht gelingt, in der Heuschrecke den Nacken entspannt zu lassen, heben Sie gleichzeitig mit den Beinen auch den Kopf und eventuell die Arme (Foto).

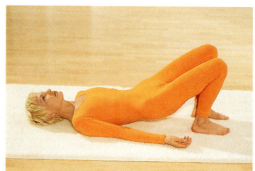

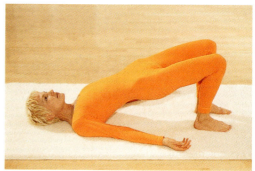

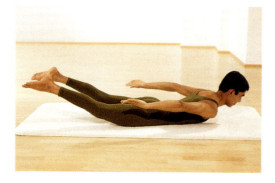

Die Schulterbrücke II

▶ Stellen Sie in der Rückenlage die Beine angebeugt auf. Die Füße stehen hüftgelenkbreit und parallel.
Kontrahieren Sie kraftvoll den Beckenboden, so dass sich die Taille zum Boden schmiegt und die untere Beckenöffnung nach oben weist.
Lassen Sie den unteren Rücken durchhängen wie eine Hängebrücke und den Bauch einsinken. Dehnen Sie die Leisten nach oben (1).
Schieben Sie dann die Knie nach vorn und oben, bis zwischen den Schultern und den Knien eine schiefe Ebene entsteht. Achten Sie darauf, die Beine parallel zu halten (2).
● Verweilen Sie so mehrere Atemzüge lang und halten Sie den Beckenboden kontrahiert.
▶ Um die Haltung zu verlassen, heben Sie die Fersen und legen Ihren Rücken Wirbel für Wirbel langsam zum Boden zurück.

Schulterbrücke II (1), (2)

Dynamische Version

▶ Entspannen Sie einatmend den Beckenboden – dadurch sinkt das Becken etwas ab. Spannen Sie dann den Beckenboden

Übungsfolge für den unteren Rücken

ausatmend wieder kraftvoll an – damit hebt sich das Becken.

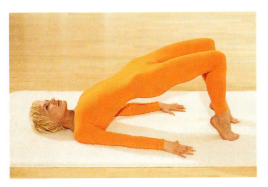

Schulterbrücke mit gehobenen Fersen

Mit gehobenen Fersen

▶ Heben Sie die Fersen so hoch, wie Sie können, und ziehen Sie die Knie zusammen (Foto).

Es ist normal, dass sich anfangs, wenn Sie die Fersen heben, Muskelkrämpfe einstellen. Sie geben sich mit zunehmender Übung.

Langsam das Becken heben und senken

Diese Übung stärkt die Bauchdecke und entspannt den unteren Rücken.

▶ Legen Sie in der Rückenlage die Arme bequem um den Kopf. Ziehen Sie ein Bein nach dem anderen an den Bauch und strecken Sie dann beide Beine so weit wie möglich in die Senkrechte.

Führen Sie die Beine ganz langsam – ohne Schwung! – gestreckt Richtung Kopf. Heben Sie das Becken und den unteren Rücken bis maximal zum Brustkorb vom Boden.
Entspannen Sie die Schultern und den Nacken. Heben Sie eventuell den Kopf, um den Nacken zu entlasten.
Rollen Sie den unteren Rücken und das Becken betont langsam zurück zum Boden.
● Wiederholen Sie diese Bewegung einige Male.

Was tun, wenn sich Ihr Becken nicht hebt?

In dieser Bewegung können die Bauchmuskeln ihre Kraft nur dann entfalten, wenn die tiefen Muskeln, die die unteren Rippen mit dem Becken verbinden, loslassen können. Sie sind jedoch oft sehr verspannt, verhärtet und verkürzt.
Auch wenn Sie das Becken nicht heben können, üben Sie geduldig weiter. Dabei ist es sehr hilfreich, wenn Sie vorher eine Weile in der Schulterbrücke (Seite 60) bleiben.
Wenn die Muskeln bereit sind, wird das Becken eines Tages ganz mühelos den Boden verlassen können – und auf diesem Weg hat Ihr Rücken gelernt, seine verkrampfte Muskulatur zu lösen.

Bei dieser Übung ist der Weg das Ziel!

Die Bauchdecke stärken II

Mit dieser Übung wird die diagonale Bauchmuskulatur gestärkt. Da die Yogaübungen, die die Bauchmuskeln stärken, teilweise problematisch für den unteren Rücken sind, findet sich hier ein Abstecher vom klassischen Yoga in die moderne Fitness-Welt: Ein »Crunch« ist ein dynamisches Zusammenziehen *(to crunch)* und Lösen der Muskeln. Crunches sind hocheffektiv, um Muskeln aufzutrainieren, und unbedenklich für den Rücken.

▶ Stellen Sie in der Rückenlage die Beine angebeugt auf. Legen Sie den rechten Außenknöchel an das linke Knie und lassen Sie das rechte Bein bequem zur Seite sinken.
Drücken Sie fest mit dem linken Fuß gegen den Boden, so dass sich Ihre Taille hinunterschmiegt. Legen Sie die Hände gefaltet unter den Hinterkopf. Heben Sie die Ellenbogen, so dass der Kopf wie in einer Schale ruht.
Atmen Sie tief ein. Heben Sie ausatmend den Oberkörper und drehen Sie ihn nach rechts. Schauen Sie an der Außenseite des rechten Oberschenkels vorbei weit in den Raum hinein.
Drehen Sie den Oberkörper einatmend zurück und legen Sie ihn zum Boden.
● Wiederholen Sie die Crunches 10-mal pro Seite, eventuell mit Wiederholungen.

Einige wichtige Tipps fürs Üben

● Bewahren Sie die ganze Zeit den festen Druck des Fußes gegen den Boden. Dadurch bekommt das Becken Stabilität und der untere Rücken wird geschützt.
● Machen Sie fließende Bewegungen! Unser Körper hasst ruckartige Bewegungen.
● Üben Sie besser mit kleinem Bewegungsausschlag: Um den Kopf nicht hochreißen zu müssen, legen Sie ihn zum Beispiel nicht ganz zum Boden zurück.
● Ziehen Sie nie am Nacken! Lassen Sie Ihren Kopf in der Schale der Hände ruhen und bewegen Sie sich aus Ihrer Leibesmitte heraus (die Rippen streben zur gegenüberliegenden Beckenseite).

Die Bauchdecke stärken II (Crunches)

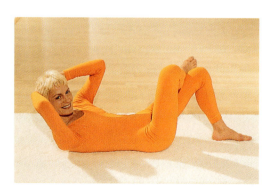

PRAXIS

Übungsfolge für den unteren Rücken

Psoas-Halteübung – als Vorbereitung der Dehnung

▶ Kommen Sie in die Rückenlage. Ziehen Sie ein Bein nach dem anderen an den Bauch. Schmiegen Sie den unteren Rücken an den Boden.
Heben Sie Ihre Oberschenkel in die Senkrechte und lassen Sie die Unterschenkel hängen. Die Füße schweben dicht über dem Boden (Foto).
Wenn sich die Rückseite Ihrer Taille vom Boden lösen sollte, ziehen Sie die Beine etwas mehr an den Bauch, bis Sie wieder Bodenkontakt haben.

Psoas-Halteübung als Vorbereitung der Dehnung

Psoas-Dehnung – den Leistenwinkel öffnen

▶ Ziehen Sie in der Rückenlage das rechte Bein an den Bauch und stellen Sie das linke Bein angebeugt auf.
Umfassen Sie das rechte Bein mit beiden Händen und holen Sie es mit der Kraft der Arme so dicht wie möglich zu sich heran. Achten Sie darauf, dass es dicht am Bauch bleibt, denn das sichert die Beckenaufrichtung und stabilisiert den unteren Rücken.
Heben Sie das linke Bein in die Senkrechte und dehnen Sie es über die Ferse nach oben.

Psoas-Dehnung – den Leistenwinkel öffnen

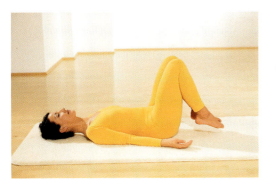
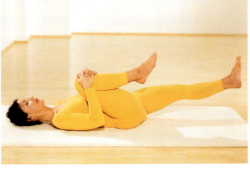

● Verweilen Sie in dieser Haltung und atmen Sie ruhig und tief weiter.
▶ Um die Haltung zu verlassen, ziehen Sie ein Bein nach dem anderen an den Bauch. Atmen Sie einige Male bewusst zur Rückseite der Taille, bevor Sie mit der Psoas-Dehnung fortfahren.

Lassen Sie es dann langsam nach unten sinken – so weit Richtung Boden, wie es Ihnen möglich ist, ohne dass sich der untere Rücken von der Unterlage löst. Halten Sie das Bein gestreckt über dem Boden (Foto). Stellen Sie sich vor, die Rückseite des Oberschenkels (und nicht die Wade) sei der Teil

PRAXIS

Übungsfolge für den unteren Rücken

des Beines, der am ehesten zum Boden käme.
Schieben Sie einatmend die linke Ferse noch etwas weiter in den Raum.
Versuchen Sie mit jedem Ausatem, das linke Bein weiter sinken zu lassen. Entspannen Sie Ihre Schultern und den Nacken.
● Verweilen Sie so einige Atemzüge lang.
▶ Setzen Sie erst den rechten, dann den linken Fuß auf und lassen Sie ein Bein nach dem anderen behutsam ausgleiten.
Werden Sie sich in der Rückenlage bewusst, wie Sie Ihre beiden Körperhälften wahrnehmen.
▶ Wiederholen Sie die Haltung mit dem herangezogenen linken und ausgestreckten rechten Bein.
▶ Spüren Sie in der Rückenlage nach und werden Sie sich bewusst, wie Sie sich in den Leisten und im unteren Rücken erfahren.

Variation: Der große Ausstellschritt

In dieser Variation wird auch noch die Rückseite des Oberschenkels gedehnt, der an den Bauch gezogen ist.

▶ Ziehen Sie in der Rückenlage das rechte Bein an den Bauch und stellen Sie das linke Bein angebeugt auf.

Umfassen Sie das rechte Bein mit beiden Händen und holen Sie es mit der Kraft der Arme so dicht wie möglich zu sich heran.
Heben Sie den rechten Unterschenkel in die Senkrechte und ziehen Sie die Fußspitze zu sich herunter.
Wenn Sie Ihren rechten Fuß mühelos greifen können, das heißt, ohne dass Ihre Schultern den Boden verlassen, dann umfassen Sie ihn mit beiden Händen. Ziehen Sie mit der Kraft der Arme den Oberschenkel und das Knie auf den Brustkorb **(Foto)** oder seitlich neben den Brustkorb.

Psoas-Dehnung – der große Ausstellschritt

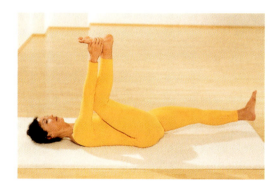

Ist der Fuß zu weit weg, fassen Sie den Unterschenkel dort, wo Sie das Bein gut halten können. Sollte es Ihnen nicht möglich sein, mit dem Oberschenkel den Bauch zu berühren, umfassen Sie mit beiden Händen die rechte Kniekehle, so dass vor allem die Rückseite des Oberschenkels gedehnt wird, und halten Sie den

Übungsfolge für den unteren Rücken

PRAXIS
65

Unterschenkel so gut es geht in der Senkrechten.
Das linke Bein sinkt gestreckt Richtung Boden (Seite 63).

Kräftigung der Muskulatur, die den Rumpf stabilisiert

▶ Kommen Sie in den Vierfüßlerstand. Spreizen Sie die Finger und schmiegen Sie die Handwurzeln fest an den Boden. Stellen Sie die Zehen auf.

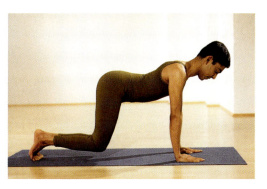

Kräftigung der Muskulatur, die den Rumpf stabilisiert

Kontrahieren Sie leicht die Beckenbodenmuskulatur, um den unteren Rücken zu stabilisieren. Heben Sie beide Knie etwa 5 cm vom Boden (Foto).
● Verweilen Sie so während einiger ruhiger, tiefer Atemzüge. Drücken Sie sich aus den Gelenken der Arme heraus, streben Sie mit den Schultern in die Breite.
▶ Um die Haltung zu verlassen, bringen Sie behutsam die Knie zum Boden.

Kommen Sie in einen aufrechten Sitz Ihrer Wahl und spüren Sie nach, wo überall im Körper Sie sich jetzt angeregt und durchströmt fühlen.

Der Hund, der sich dehnt

▶ Spreizen Sie im Vierfüßlerstand die Finger und schmiegen Sie die Handwurzeln fest an den Boden. Stellen Sie die Zehen auf. Lassen Sie den Rücken in eine leichte Rückbeuge sinken. Schieben Sie sich ausatmend nach oben und hinten in die Haltung des Hundes, der sich dehnt, ohne dabei den Rücken nach oben zu runden.
Halten Sie die Arme wie zwei Stöcke. Strecken Sie das Gesäß weit nach oben und hinten. Heben Sie die Fersen. Verweilen Sie in dieser steilen Dreieckshaltung drei Atemzüge lang (1).

Der Hund, der sich dehnt, mit gehobenen Fersen (1)

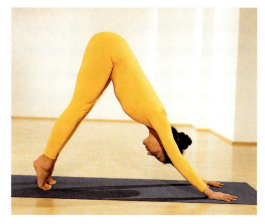

PRAXIS

Übungsfolge für den unteren Rücken

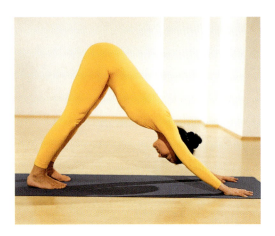

Der Hund, der sich dehnt, mit gesenkten Fersen (2)

Dann senken Sie die Fersen mit den Außenkanten ab und schmiegen gleichzeitig die Großzehenballen an den Boden. Schieben Sie sich erneut nach oben und hinten (2).
Verweilen Sie so während weiterer drei Atemzüge lang, und lassen Sie dann die Knie behutsam zum Boden sinken.

Variante

Wenn Ihr Rücken sehr empfindlich oder steif ist, beugen Sie die Beine etwas an.

Die Haltung des Helden

In dieser Variation der Heldenhaltung steht noch einmal die Psoas-Dehnung im Mittelpunkt. Wenn Sie empfindliche Knie haben, legen Sie sich ein Kissen unter das hintere Knie.

▶ Stellen Sie im Kniestand das rechte Bein weit nach vorn. Lassen Sie das Becken nach vorn und unten sinken, bis der rechte Unterschenkel senkrecht steht. Richten Sie Ihr Becken wieder gerade, indem Sie mit der linken Hüfte etwas nach vorn und mit der rechten nach hinten streben. Heben Sie den Oberkörper und legen Sie den Bauch gedehnt auf den rechten Oberschenkel. Lassen Sie den Nacken lang und schauen Sie etwa einen Meter vor sich auf den Boden.
Stellen Sie die Hände seitlich neben dem rechten Fuß auf (Foto).

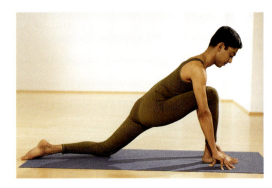

Die Haltung des Helden

Lassen Sie die linke Leiste immer weiter bodenwärts sinken, bis Sie ein deutliches Dehnen verspüren. Achten Sie darauf, dass der vordere Fuß mit der Ferse im Bodenkontakt bleibt. Wenn die Ferse sich heben will, schieben Sie den Fuß etwas vor.
● Verweilen Sie so einige Atemzüge lang.

PRAXIS
Übungsfolge für den unteren Rücken

▶ Um die Haltung zu verlassen, stellen Sie die Hände neben dem vorderen Fuß auf. Ziehen Sie das rechte Bein nach hinten und kommen Sie in die Haltung des Hundes, der sich dehnt (Seite 65).
● Verweilen Sie so einige Atemzüge lang, und dehnen Sie Ihre Wirbelsäule genüsslich in die Länge.
▶ Dann schwingen Sie den linken Fuß nach vorn zwischen die Hände und wiederholen so die Heldenhaltung.

Der Held, der sich dreht

Sie können die Dehnung der Leisten intensivieren, wenn Sie in der Heldenhaltung den Rumpf drehen. Dadurch kommt es außerdem zu einer angenehmen Dehnung der Flanken.

▶ Kommen Sie in die Heldenhaltung mit dem rechten Bein vorn. Richten Sie Ihr Becken wieder gerade, indem Sie mit der linken Hüfte etwas nach vorn und mit der rechten etwas nach hinten streben. Lassen Sie die linke Leiste bodenwärts sinken. Drehen Sie Ihren Rumpf nach rechts.
Legen Sie die Innenseite des linken Ellenbogens an die Außenseite des rechten Knies.
Legen Sie den rechten Arm bequem auf den linken Unterarm. Drücken Sie mit jedem Einatem mit dem linken Arm kraftvoll von außen gegen das Bein, so dass der Rumpf sich noch etwas mehr drehen kann und der Brustkorb sich dehnt.

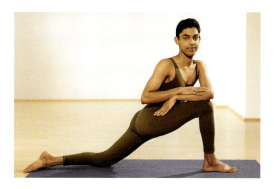

Ausatmend lassen Sie den Rumpf sich etwas zurückdrehen.
● Verweilen Sie mit dieser kleinen pulsierenden Bewegung im Rhythmus Ihres Atems.
▶ Um die Haltung zu verlassen, stellen Sie die Hände neben den vorderen Fuß. Schieben Sie das rechte Bein nach hinten und kommen Sie in die Haltung des Hundes, der sich dehnt (Seite 65).
● Verweilen Sie so einige Atemzüge lang, und dehnen Sie Ihre Wirbelsäule genüsslich in die Länge.
▶ Anschließend schwingen Sie den linken Fuß nach vorn zwischen die Hände und wiederholen die Heldenhaltung dann mit einer Drehung des Rumpfes nach links.

Der Held, der sich dreht

PRAXIS

Übungsfolge für den unteren Rücken

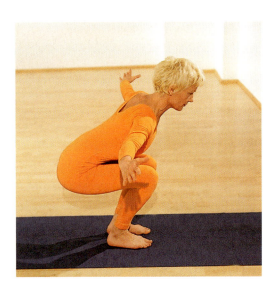

Der Adler

▶ Kommen Sie in den aufrechten Stand und stellen Sie die Füße hüftgelenkbreit parallel. Streben Sie mit dem Gesäß weit nach hinten und unten – so als wollten Sie sich auf einen Hocker setzen.
Legen Sie den Bauch auf die Oberschenkel und versuchen Sie, das Gesäß so weit zu senken (also die Beine so weit zu beugen), bis der Oberkörper ungefähr parallel zum Boden ist.
Bewahren Sie möglichst engen Kontakt zwischen Bauch und Oberschenkeln.
Heben Sie den Brustkorb und das Dekolleté nach vorn und oben.
Breiten Sie Ihre Arme seitlich aus wie ein Adler, der seine Schwingen öffnet. Dehnen Sie sie bis über die Flügelspitzen.
Achten Sie darauf, dass sich Ihre Füße nicht nach außen drehen, indem Sie die Außenkanten der Fersen fest gegen den Boden drücken.
● Verweilen Sie so eine Zeit lang ruhig atmend.
▶ Spüren Sie anschließend im Stand nach.

Alternative

Wenn es für Sie noch zu anstrengend ist, in der Adler-Haltung auf einem imaginären Hocker Platz zu nehmen, dann nehmen Sie einen Stuhl, Gymnastikball oder Ähnliches zu Hilfe.

Dehnung der Rückseite der Beine

Am Schluss der Übungsreihe steht eine intensive Dehnung der Rückseite der Beine.
Sie werden dabei feststellen, dass sowohl die Wadenmuskeln als auch die Muskeln an der Rückseite der Oberschenkel ziemlich verkürzt sind – da wir oft täglich viele Stunden mit angebeugten Beinen sitzen. Weil die hintere Oberschenkelmuskulatur oben an den Sitzbeinen befestigt ist, zieht sie, wenn sie verkürzt ist, diese nach vorn, so dass im Sitz das Becken nach hinten kippt.

PRAXIS
Übungsfolge für den unteren Rücken

Obwohl der Dehnschmerz an der Rückseite der Beine oft über Jahre hinweg bei jeder Dehnung spürbar bleibt, lohnt es sich, die Muskulatur auch gegen ihren offenkundigen »Unwillen« zu verlängern. Sie werden langfristig dadurch das Becken im Sitz besser aufrichten können und mehr Spielraum für die Vorbeugen bekommen – nicht nur bei Yogaübungen, sondern auch in Ihrem Alltag.

Die folgende Dehnhaltung im Stand gilt als eine der besten Stretch-Übungen.
Sie ist völlig unbedenklich für den Rücken und in dieser Version auch kräftigend für den oberen Rücken.

Achtung:
Dehnen Sie die Rückseiten der Beine nicht, wenn Sie ein akutes Ischiasproblem haben!

▶ Stellen Sie sich im Abstand von etwa einem halben Meter vor eine Wand.
Legen Sie die Hände in Brusthöhe an die Wand, und zwar so, dass die Fingerspitzen nach oben weisen.
Machen Sie mit dem rechten Bein einen weiten Schritt (etwa 80 cm) nach hinten.
Schmiegen Sie die Außenkante der rechten Ferse an den Boden und strecken Sie die Rückseite des ganzen rechten Beines, ohne das Knie zu überdehnen (»Säbelbein«).
● Verweilen Sie so einige Atemzüge lang, und entspannen Sie in die Dehnung hinein.
▶ Um die Haltung zu verlassen, machen Sie mit dem rechten Fuß einen Schritt auf die Wand zu, bis die Füße wieder nebeneinander stehen. Spüren Sie einen Moment nach.
▶ Wiederholen Sie die Dehnung mit dem linken Bein.
▶ Spüren Sie einen Moment im Stand nach.
▶ Kommen Sie dann in einen aufrechten Sitz Ihrer Wahl und werden Sie sich bewußt, wie sich Ihr unterer Rücken jetzt nach der Übung anfühlt.

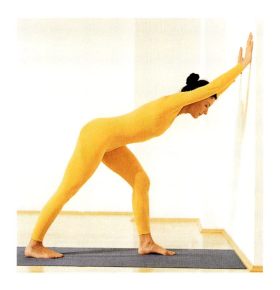

Dehnung der Rückseite der Beine

Übungsfolge für den ganzen Rücken

Diese Übungsfolge ist für Sie besonders geeignet, wenn Sie sich mehr Flexibilität und Kraft für Ihren ganzen Rücken wünschen oder wenn Sie das bereits Erarbeitete bewahren wollen.

Die ganze Wirbelsäule durchbewegen

Die folgende Katze-Übung ist eine der grundlegenden Übungen, um die Wirbelsäule in allen Abschnitten beweglicher zu machen. Mit ihr erfahren wir deutlich alle Bewegungsmuster und Bewegungseinschränkungen, die bewirken, dass wir zum Beispiel den Katzenbuckel im oberen Rücken sehr gut und im unteren Rücken fast gar nicht machen können (1).

Nicht optimal: Der Katzenbuckel wölbt sich vor allem zwischen den Schulterblättern (1) –

Bei der Gegenbewegung, der Rückbeuge, können wir das Rückgrat gut im Nacken und im unteren Rücken durchbiegen, aber nur schlecht zwischen den Schulterblättern (2).

Bei dieser Übung geht es jedoch darum, im Katzenbuckel einmal einen harmonisch nach oben gerundeten und dann in der Rückbeuge einen harmonisch nach unten gerundeten C-Bogen zu machen.

▶ Um sicher zu sein, dass Sie wirklich das tun, was Sie beabsichtigen, üben Sie zu Beginn neben einem Spiegel. Halten Sie immer wieder in der Bewegung inne, überprüfen Sie Ihren Rücken im Spiegel und korrigieren Sie sich.

– und hier sind nur Lende und Nacken gewölbt – die Brustwirbelsäule bleibt steif (2)

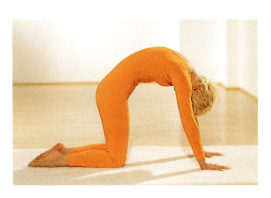

PRAXIS

Übungsfolge für den ganzen Rücken

Die Katze

▶ Kommen Sie in den Vierfüßlerstand. Stellen Sie Ihre Hände genau unter die Schultergelenke und Ihre Knie unter die Hüftgelenke.
Führen Sie Ihren Kopf in einem weiten Bogen nach vorn und unten. Runden Sie den Nacken, den Bereich zwischen den Schulterblättern, die Rückseite der Taille und den Lendenbereich wie einen Katzenbuckel nach oben. Stellen Sie sich vor, dass Sie Becken und Steißbein nach unten und innen einrollen wie eine Katze, die ihren Schwanz einzieht. Wölben Sie so Ihre Wirbelsäule in einem harmonisch geschwungenen C-Bogen nach oben (1).

Die Katze: ein harmonisch geschwungener C-Bogen nach oben (1) ...

ken. Biegen Sie vom Becken bis zum Kopf Ihre gesamte Wirbelsäule nach unten durch, und zwar ganz besonders zwischen den Schulterblättern.
Heben Sie Hals und Kopf, ohne sich im Nacken zu verkürzen. Wölben Sie Ihre Wirbelsäule in einem harmonisch geschwungenen C-Bogen nach unten (2).

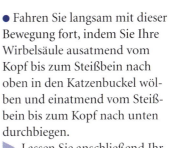

... und nach unten (2)

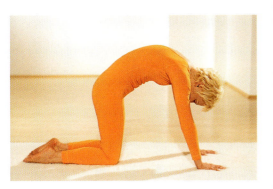

Heben Sie dann das Steißbein – wie eine Katze, die ihren Schwanz aufstellt, und kippen Sie Ihr Becken. Lassen Sie Ihren unteren Rücken etwas ins Hohlkreuz sin-

● Fahren Sie langsam mit dieser Bewegung fort, indem Sie Ihre Wirbelsäule ausatmend vom Kopf bis zum Steißbein nach oben in den Katzenbuckel wölben und einatmend vom Steißbein bis zum Kopf nach unten durchbiegen.
▶ Lassen Sie anschließend Ihr Gesäß zu den Fersen sinken, und dehnen Sie die Arme nach vorn.
● Verweilen Sie so einen Moment, und atmen Sie tief und wohlig in Ihren Rücken hinein.

Falls Ihr Rücken sehr empfindlich ist, siehe Variante Seite 72.

PRAXIS

Übungsfolge für den ganzen Rücken

Variante für besonders empfindliche Rücken

Stützen Sie sich auf die Unterarme statt auf die Hände.

»Abheben und landen«

▶ Lassen Sie im Fersensitz Ihren Oberkörper auf die Oberschenkel sinken und dehnen Sie sich über die Fingerspitzen weit in den Raum hinein. Halten Sie Hände und Arme schultergelenkbreit voneinander entfernt. Schmiegen Sie die Handflächen an den Boden **(1)**. Atmen Sie aus.

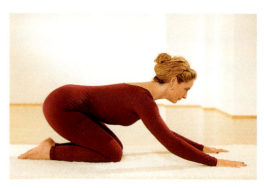

»Abheben und landen« (1)

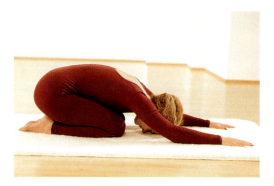

Rollen Sie ausatmend Ihr Steißbein und Becken ein, so dass sich Ihr unterer Rücken ganz rundet und ein Katzenbuckel entsteht. Ziehen Sie am Ende des Ausatems Ihr Gesäß zu den Fersen **(3)**, legen Sie den Oberkörper lang gestreckt auf die Oberschenkel **(1)** und die Stirn auf den Boden. Dabei werden Ihre Lenden- und die untere Brustwirbelsäule sanft gedehnt.
Konzentrieren Sie sich einatmend auf das Durchbiegen in der Brustwirbelsäule. Konzentrieren Sie sich ausatmend auf das »Ein-

»Abheben und landen« (2)

»Abheben und landen« (3)

Heben Sie einatmend den Kopf mit langem Nacken, streben Sie mit dem Brustbein nach vorn und oben **(2)**. Kommen Sie mit durchgebogener Wirbelsäule hoch in den Vierfüßlerstand, so dass sich Ihr Rücken schließlich in einem harmonisch nach unten gerundeten C-Bogen befindet (Foto **(2)**, Seite 71).

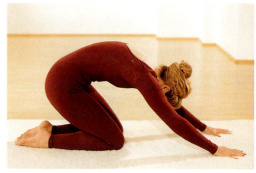

PRAXIS

Übungsfolge für den ganzen Rücken

rollen« des Steißbeins und das »Buckeln« im unteren Rücken.
● Fahren Sie damit fort im Rhythmus Ihres Atems. Bewegen Sie sich fließend – mit dem inneren Bild eines Flugzeugs, das zum Start abhebt und wieder landet.
▶ Wenn Sie merken, dass Ihr Rücken oder Ihre Handgelenke zu ermüden beginnen, halten Sie am Ende eines Ausatems inne. Verweilen Sie mit dem Gesäß auf den Fersen und lassen Sie die Arme nach vorn gestreckt.

Sich öffnen und schließen – für kraftvolle Schultern

▶ Legen Sie im Unterarmstand Ihre Unterarme voreinander, so dass sie mit den Außenseiten aufliegen. Drücken Sie Ihren linken Unterarm fest gegen den Boden, bis sich Ihr Brustkorb nach rechts dreht. Dann erst (!) heben Sie den leicht angebeugten rechten Arm bis in Schulterhöhe (Foto).

Sich öffnen und schließen

Drehen Sie sich ausatmend zurück, während der linke Arm weiter kräftig gegen den Boden drückt.
Sobald der rechte Unterarm aufliegt, übernimmt er das Körpergewicht. Drücken Sie ihn kraftvoll gegen den Boden, bis sich Ihr Brustkorb nach links dreht, und heben Sie den linken Arm.
● Fahren Sie fort, einatmend den Brustkorb zu drehen und ausatmend zur Mitte zurückzukehren. Verweilen Sie eventuell einige Atemzüge in der Drehung.

Kräftigung der stabilisierenden Rumpfmuskulatur

▶ Legen Sie im Unterarmstand Ihre Unterarme voreinander, so dass sie mit den Innenseiten aufliegen.
Heben Sie das linke Bein angewinkelt nach hinten und oben. Führen Sie die rechte Hand in einem weiten Bogen über den

Kräftigung der stabilisierenden Rumpfmuskulatur

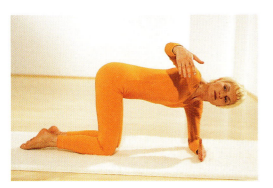
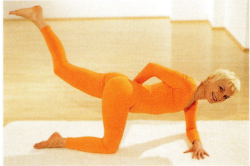

PRAXIS

Übungsfolge für den ganzen Rücken

Rücken zur linken Gesäßhälfte. Drücken Sie kraftvoll mit dem linken Unterarm gegen den Boden, so dass der Brustkorb sich etwas nach rechts dreht und Sie nach rechts schauen können, ohne den Kopf zu drehen (**Foto** Seite 73).
● Verweilen Sie so einige Atemzüge lang.
▶ Kehren Sie dann in den Unterarmstand zurück, und wiederholen Sie die Haltung, indem Sie das rechte Bein und den linken Arm heben und sich etwas nach links drehen.

Vorbeuge aus dem Grätschstand

In den beiden folgenden Übungen können Sie Ihre Wirbelsäule und die sie umgebende Muskulatur entspannt dehnen. Dieses »Aushängen« wird mit rhythmischen kleinen Kontraktionen der Rückenmuskeln verbunden, so dass ein Pulsieren entsteht, das gleichzeitig hilft, Kraft im Rücken zu entwickeln.
Sie brauchen für die Übungen einen Stuhl oder Tisch, etwa einen Meter freie Wand und eine rutschfeste Unterlage.

▶ Stellen Sie sich etwa einen halben Meter vor einen Stuhl (oder Tisch) in eine weite Grätsche. Halten Sie die Füße parallel.

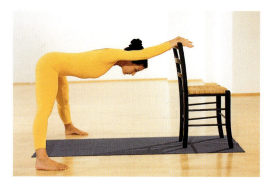

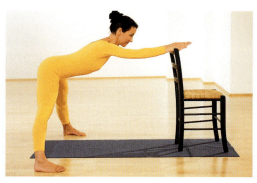

Schieben Sie das Becken nach hinten, und beugen Sie sich mit geradem Rücken vor, bis Sie die Unterarme bequem auf die Sitzfläche legen können.
Wenn Sie Ihren Rücken dafür runden müssen, ist die Sitzfläche zu niedrig für Sie. Legen Sie dann die Arme auf der Stuhllehne oder auf dem Tisch ab.
Dehnen Sie Ihre Wirbelsäule über das Becken nach hinten und über den Scheitelpunkt nach vorn.
Halten Sie die Ohren auf Höhe der Oberarme (**1**).

Vorbeuge aus dem Grätschstand (1), (2)

PRAXIS
Übungsfolge für den ganzen Rücken

Lassen Sie ausatmend den ganzen Rumpf »durchhängen«.
Heben Sie einatmend den Brustkorb nach vorn und oben, so dass sich die ganze Wirbelsäule streckt (2).
● Lassen Sie so ein Pulsieren im Rhythmus Ihres Atems entstehen. Versuchen Sie, Ihren Rumpf mit jedem Ausatem etwas mehr sinken zu lassen.
Um die Haltung zu verlassen, nehmen Sie Ihre Beine zusammen und machen einen Schritt auf den Stuhl (Tisch) zu. Richten Sie sich langsam (!) auf, und spüren Sie im Stand nach.

Die Wand wegschieben

Die folgende Übung dehnt die verkürzte Brustmuskulatur sehr intensiv und kräftigt gleichzeitig die Schultern.
Sie können sie auch mal zwischendurch im Büro machen, wenn Sie viel sitzen müssen.

▶ Stellen Sie sich im Abstand von etwa einem Meter vor eine Wand. Halten Sie die Füße hüftgelenkbreit und parallel.
Schieben Sie das Gesäß nach hinten, beugen Sie den Rumpf und legen Sie die Hände möglichst hoch an die Wand.
Schieben Sie mit aller Kraft die Wand weg, und dehnen Sie sich gleichzeitig mit dem Becken nach

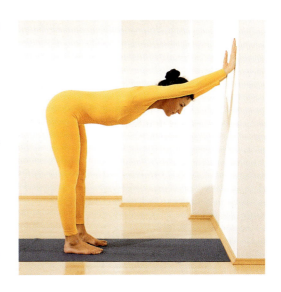

hinten. Werden Sie weit in den Achseln.
Lassen Sie ausatmend den ganzen Rumpf sinken. Wenn Sie das Gefühl haben, dass Ihr Rücken zu sehr durchhängt, spannen Sie den Beckenboden an!
Heben Sie einatmend den Brustkorb nach vorn und oben, so dass sich der ganze Rücken streckt, und drücken Sie gleichzeitig wieder kraftvoll die Wand weg.
● Verweilen Sie so einige ruhige Atemzüge lang.
Um diese Dehnhaltung zu verlassen, machen Sie einen Schritt auf die Wand zu und richten sich auf. Spüren Sie im Stand nach. Beobachten Sie, wie viel »geräumiger« und weiter Ihr Atem durch diese Dehnungen des Brustkorbs geworden ist.

Der Seitstütz

Die folgenden drei Seitstütze bauen aufeinander auf. Der »Seitstütz an der Wand« ist die leichteste Variante, der »Seitstütz über dem Boden« die anspruchsvollste. Seitstütze sind zwar anstrengend, aber sie helfen, die ganze Muskulatur, die den Schultergürtel hält und stabilisiert, zu kräftigen. Sie zu üben ist besonders dann wichtig, wenn die Innenränder Ihrer Schulterblätter etwas vom Rücken abstehen (zum Beispiel im Vierfüßlerstand).

Seitstütz an der Wand

▶ Stellen Sie sich im Abstand von etwa 1,20 Meter mit der linken Seite zur Wand, die Füße parallel und dicht nebeneinander. Strecken Sie Ihren linken Arm seitlich in Schulterhöhe aus und lassen Sie sich zur Wand sinken. Achten Sie darauf, dass sich Ihr Körper nicht dreht, sondern im rechten Winkel zur Wand bleibt. Machen Sie ausatmend mit dem Kopf und Oberkörper eine Bewegung, als wollten Sie unter Ihrem linken Arm hindurch nach hinten schauen.
Einatmend drehen Sie den Oberkörper von der Wand weg nach oben **(Foto)**.
● Wiederholen Sie diese fließende Bewegung einige Male im Rhythmus Ihres Atems. Drücken Sie sich dabei ständig mit dem Arm kraftvoll von der Wand weg.
▶ Halten Sie inne mit dem Körper im rechten Winkel zur Wand. Machen Sie einen Schritt auf sie zu, und spüren Sie einen Moment nach. Sie werden sich wahrscheinlich ganz schief fühlen.
▶ Wiederholen Sie die Bewegung zur anderen Seite.

Halber Seitstütz

▶ Auf einer rutschfesten Unterlage legen Sie sich auf die linke Seite, so dass Ihr Körper von Kopf bis Fuß eine Linie bildet. Beugen Sie den linken Unterschenkel an, bis er sich im rechten Winkel zum Oberschenkel befindet. Stützen Sie sich mit

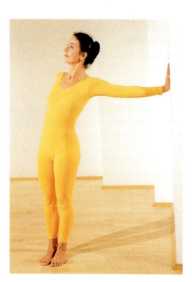

Seitstütz an der Wand

PRAXIS
Übungsfolge für den ganzen Rücken

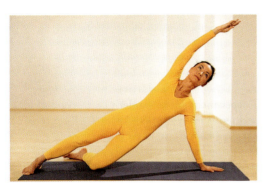

Halber Seitstütz

dem linken Arm vom Boden ab. Das Handgelenk steht genau unter der Schulter und der Arm bleibt ganz gerade.
Drücken Sie sich kraftvoll vom Boden weg, und heben Sie das Becken, ohne mit ihm nach hinten auszuweichen.
Heben Sie den rechten Arm erst in die Senkrechte und führen Sie ihn dann in die Verlängerung des Körpers. Drehen Sie Ihr Brustbein nach oben **(Foto)**.
● Verweilen Sie so einige Atemzüge lang.
▶ Um die Haltung zu verlassen, senken Sie langsam Ihr Becken zum Boden ab.
▶ Wiederholen Sie die Haltung, auf den rechten Arm und das rechte Bein gestützt.

Seitstütz

▶ Auf einer rutschfesten Unterlage legen Sie sich auf die linke Seite, so dass Ihr Körper von Kopf bis Fuß eine Linie bildet.
Legen Sie Ihre Füße übereinander und ziehen Sie sie Richtung Körper (im rechten Winkel zu den Unterschenkeln).
Stellen Sie Ihre linke Hand unter die linke Schulter. Stützen Sie sich mit der rechten Hand vor dem Becken ab. Spannen Sie den Beckenboden an.
Drücken Sie sich vom Boden weg, bis Ihr Körper sich vom Kopf bis zum rechten Fuß in einer Linie befindet.
Heben Sie Ihren rechten Arm in die Senkrechte und lassen Sie dabei die Schulter ganz entspannt. Achten Sie darauf, dass Ihr Becken weder nach hinten ausweicht noch durchhängt.
● Verweilen Sie einige ruhige Atemzüge lang in der Haltung. Kommen Sie langsam zum Boden zurück.
▶ Drehen Sie sich dann auf die rechte Seite, richten Sie sich in

Seitstütz

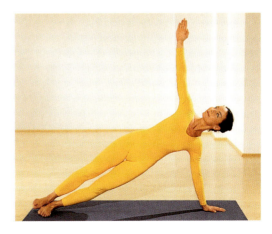

PRAXIS

Übungsfolge für den ganzen Rücken

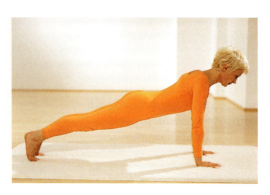

Die Bretthaltung

einer Linie aus und wiederholen Sie den Seitstütz.

▶ Wenn Sie den »Halben Seitstütz« oder den »Seitstütz« geübt haben, kommen Sie anschließend in die Bretthaltung (Foto oben) und schieben sich aus ihr heraus nach oben und hinten in die »Haltung des Hundes, der sich dehnt«.

Der Hund, der sich dehnt

▶ Spreizen Sie in der Bretthaltung die Finger und schmiegen Sie die Handwurzeln fest an den Boden.
Schieben Sie sich ausatmend nach oben und hinten in die Haltung des Hundes, der sich dehnt, ohne dabei den Rücken nach oben zu runden. Halten Sie die Arme wie zwei Stöcke.
Strecken Sie das Gesäß weit nach oben und hinten. Heben Sie die Fersen (1). Verweilen Sie so drei Atemzüge lang.

Senken Sie dann die Fersen mit den Außenkanten ab. Schmiegen Sie gleichzeitig die Großzehenballen an den Boden. Schieben Sie sich erneut nach oben und hinten (2).
Verweilen Sie so während weiterer drei Atemzüge.
▶ Lassen Sie dann behutsam die Knie zum Boden sinken. Beugen Sie die Arme und legen Sie die

Der Hund, der sich dehnt (1), (2)

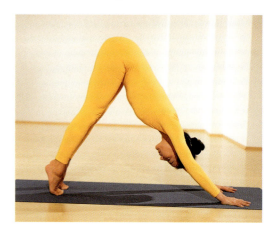

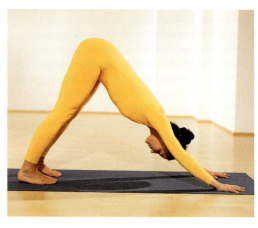

PRAXIS
Übungsfolge für den ganzen Rücken

Stirn auf. Verweilen Sie so einige Atemzüge lang und atmen Sie tief und wohlig in den Rücken.
▶ Richten Sie sich dann auf, setzen Sie sich neben die Fersen und holen Sie die Beine vor.

Aus dem Rücken herauswachsen

▶ Stellen Sie die Füße dicht nebeneinander vor dem Becken auf. Schmiegen Sie die Innenseiten der Beine – insbesondere die Knie – aneinander.
Stellen Sie die Hände mit den Fingerspitzen neben den Oberschenkeln auf. Lassen Sie die Schultern nach hinten, unten und außen sinken.
Drücken Sie kräftig mit den Fingerkuppen gegen den Boden. Heben Sie den Brustkorb und wachsen Sie aus dem Rücken heraus (Foto).

● Verweilen Sie so eine Zeit lang und atmen Sie ruhig weiter. Achten Sie darauf, in Schultern und Nacken entspannt zu bleiben.
▶ Um die Haltung zu verlassen, schieben Sie die Füße etwas nach vorn. Umfangen Sie die Beine, und lassen Sie die Stirn zu den Knien sinken oder legen Sie sie auf die Unterarme (Foto Seite 80).

Der Langsitz (Stockhaltung)

▶ Richten Sie sich auf und strecken Sie beide Beine aus. Halten Sie sie dicht beieinander. Dehnen Sie sich über die Fersen weit in den Raum vor Ihnen. Drücken Sie sich mit den Fingerkuppen vom Boden weg und heben Sie kraftvoll den Brustkorb (Foto).
● Legen Sie die Hände auf die Beine und verweilen Sie einige Atemzüge in der Stockhaltung.

Aus dem Rücken herauswachsen

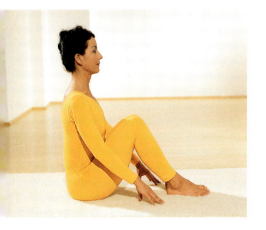

Der Langsitz (Stockhaltung)

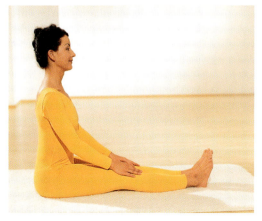

PRAXIS

Übungsfolge für den ganzen Rücken

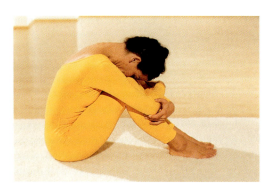

Ausgleichshaltung

▶ Beugen Sie im Anschluss die Beine wieder an, umfangen Sie sie mit den Armen und lassen Sie die Stirn auf die Knie oder Unterarme sinken (Foto oben).

Die Bootshaltung

Die folgende Haltung kräftigt gleichermaßen Bauch- und Rückenmuskulatur.

Das wesentliche Merkmal der Haltung ist der gestreckte Rücken. Rundet er sich, vermag man im Schwebesitz das Gleichgewicht nicht zu halten und rollt nach hinten.
Je nachdem, wie viel Kraft Sie in Bauch und Rücken haben, strecken Sie Ihre Beine mehr oder weniger. Je kleiner der Winkel zwischen Rumpf und Beinen, desto anspruchsvoller ist die Haltung.
▶ Probieren Sie aus, welches die Bootshaltung ist, die Ihnen genau entspricht.

▶ Richten Sie sich im Sitz mit angebeugten, aufgestellten Beinen auf.
Umfassen Sie die Kniekehlen und heben Sie mit der Kraft der Arme den Brustkorb weit nach vorn und oben – bis Sie den Eindruck haben, leicht ins Hohlkreuz zu gehen.
Verlagern Sie das Gewicht etwas nach hinten, lösen Sie die Füße vom Boden und kommen Sie in den Schwebesitz. Achten Sie darauf, dass Ihr Rücken ganz gestreckt bleibt.
Strecken Sie die Arme seitlich neben dem Körper aus (Foto).

Die Bootshaltung

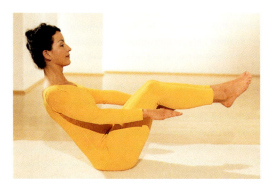

● Verweilen Sie in der Haltung und atmen Sie ruhig weiter ein und aus.
▶ Stellen Sie, um die Haltung zu verlassen, die Füße auf, umfangen Sie die Beine und lassen Sie wieder die Stirn auf die Knie sinken (Foto oben links).

PRAXIS
Übungsfolge für den ganzen Rücken

Der Drehsitz

▶ Strecken Sie Ihr linkes Bein aus und dehnen Sie es über die Ferse. Beugen Sie das rechte Bein an und stellen Sie den rechten Fuß außen neben das linke Knie oder den Unterschenkel. Achten Sie darauf, dass die rechte Fuß-

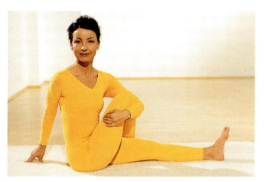

Der Drehsitz

sohle ganz im Bodenkontakt ist (und nicht nur die Außenkante!). Ziehen Sie die Gesäßhälften nach hinten und außen. Legen Sie die Hände um das rechte Knie. Richten Sie sich aus der Kraft der Arme auf und heben Sie den Brustkorb.
Umfangen Sie mit dem linken Arm das rechte Knie und legen Sie die linke Hand an die Außenseite des linken Oberschenkels. Drehen Sie den Rumpf nach rechts.
Stellen Sie die rechte Hand hinter dem Gesäß auf. Drücken Sie sich mit der Handfläche oder den Fingerspitzen vom Boden weg. Beugen Sie den Arm etwas an, so dass die Schulter nicht hochgeschoben wird (**Foto** links). Drehen Sie die rechte Hüfte etwas nach vorn und die linke etwas nach hinten. Nehmen Sie den Kopf so weit mit in die Drehung nach rechts, wie es Ihnen im Nacken angenehm ist.

● Verweilen Sie so während einiger ruhiger Atemzüge und bleiben Sie ganz aufgerichtet.

▶ Kommen Sie behutsam zur Mitte zurück, beugen Sie auch das linke Bein an, umfangen Sie beide Beine und lassen Sie die Stirn auf die Knie oder Unterarme sinken.

▶ Wiederholen Sie die Haltung, indem Sie das rechte Bein ausstrecken und das linke aufstellen und sich nach links drehen.

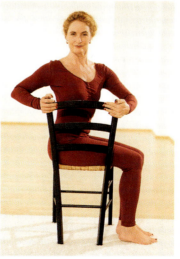

Der Drehsitz – Variante auf einem Stuhl (siehe auch Seite 88)

Übungsfolge für den ganzen Rücken

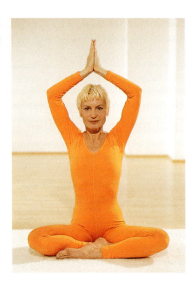

Die Berghaltung (1)

Die Berghaltung

▶ Kommen Sie in einen aufrechten Sitz, wenn möglich mit gekreuzten Beinen (mit Sitzkissen).
Werden Sie sich Ihrer Körperachse bewusst und richten Sie sich an ihr aus (Seite 41).
Kontrahieren Sie den Beckenboden leicht, damit der untere Rücken während der Übung lang bleibt.
Heben Sie einatmend die Arme und legen Sie die Handflächen über dem Scheitelpunkt aneinander. Lassen Sie ausatmend die Schultern nach hinten, außen und unten sinken.
Nehmen Sie einatmend die Ellenbogen möglichst weit nach hinten. Spüren Sie die Weite im Brustraum und die Kraft, die Sie im Rücken hält.
• Verweilen Sie so einige tiefe Atemzüge lang.
▶ Führen Sie anschließend die Arme vor dem Körper herunter, bis sich die Hände vor dem Brustbein befinden.
• Verweilen Sie so einige weitere Atemzüge lang in einem Gefühl von Ruhe und Frieden im Brustraum. Spüren Sie die Weite im Brustraum und die Kraft, die Sie im Rücken hält.
▶ Führen Sie anschließend die Arme vor dem Körper herunter und legen Sie die Hände entspannt auf den Knien ab (2).
• Verweilen Sie so einige weitere Atemzüge lang in einem Gefühl von Kraft und Ruhe im ganzen Körper.

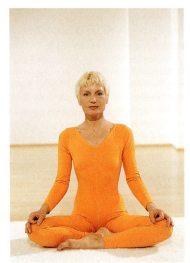

Sitzhaltung zum Nachspüren (2)

PRAXIS
83

Übungsprogramme ganz nach Bedarf

SOS-Übungen

Bei starken Verspannungen, Hexenschuss oder Bandscheibenvorfall

Was tun, wenn Sie sich verrenkt oder plötzlich ganz stark verspannt haben, wenn Sie »die Hexe geschossen hat« oder wenn Sie fürchten müssen, einen Bandscheibenvorfall zu haben?

▶ Bewahren Sie die Ruhe! Legen Sie sich erst einmal hin, decken Sie sich warm zu und versuchen Sie zu entspannen. Je mehr Sie sich jetzt aufregen, desto mehr verkrampft sich die Muskulatur.

▶ Reiben Sie die betroffenen Stellen mit schmerzstillender Salbe (zum Beispiel Aconit Nervenöl) ein. Nehmen Sie ein leichtes Schmerzmittel, damit die Muskulatur entspannen kann.

▶ Gehen Sie unbedingt zum Arzt, wenn der Schmerz nicht nachlässt oder sich heiß und stechend anfühlt. Bedenken Sie, dass nicht behandelte Bandscheibenvorfälle zu Dauerschmerzen und sogar zu Lähmungen führen können!

Übungen bei Spannungsschmerzen und Stress

Die folgenden Übungen sind sehr bewährt bei Spannungsschmerzen, Überanstrengung und Stress. Die beiden Ruhehaltungen sind »Klassiker« der Rückenschule.

Ruhehaltungen zur Entlastung der Wirbelsäule

▶ Legen Sie sich auf eine warme Decke, einen Teppich oder ein Heizkissen – dicht vor einen Sessel oder ein Sofa, auf das Sie die Unterschenkel legen. Rumpf, Ober- und Unterschenkel sollen sich ungefähr im rechten Winkel zueinander befinden.
Legen Sie sich eventuell ein Kissen unter den Kopf.

● Verweilen Sie so mindestens 40 Minuten lang, besser länger.

▶ Um die Haltung zu verlassen, rollen Sie sich vorsichtig über die Seite hoch.

Auf dem Rücken

Wenn Sie normalerweise auf der Seite schlafen, wird Ihnen die folgende Haltung gute Dienste leisten. Sie können sich zusätzlich ein dickes, festes Kissen oder eine Rolle unter das Knie des angebeugten Beins schieben – so entspannt der Rücken noch besser.

In der Bauch-Seitenlage

▶ Beugen Sie in der Bauchlage auf derselben Seite Arm und Bein an. Je mehr Sie das Bein zu sich heranziehen, desto mehr wird vor allem der untere Rücken entlastet.

PRAXIS

Übungsprogramme ganz nach Bedarf

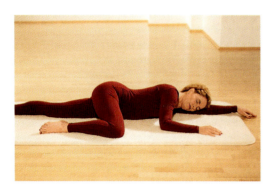

Entlastung der Wirbelsäule Legen Sie den anderen Arm so, wie es für Schultern und Nacken am bequemsten ist (Foto).

Entlastung für den unteren Rücken

Übung I ▶ Holen Sie in der Rückenlage ein Bein nach dem anderen an den Bauch. Umfassen Sie mit jeder Hand ein Knie.
Ziehen Sie ausatmend die Beine ganz dicht an den Körper. Streben Sie einatmend mit den Knien vom Körper weg, bis die Arme ganz gestreckt sind. Halten Sie dabei den unteren Rücken an den Boden geschmiegt.
● Wiederholen Sie diese Bewegung etwa 20-mal im Rhythmus Ihres Atems.
▶ Stellen Sie anschließend die Füße auf und spüren Sie nach.

Übung II ▶ Holen Sie in der Rückenlage ein Bein nach dem anderen an den Bauch. Umfassen Sie dann mit jeder Hand ein Knie. Lassen Sie Ihr Becken kreisen, indem Sie die Knie nach rechts – weit weg vom Körper – nach links – zum Körper heran führen. Wechseln Sie von Zeit zu Zeit die Drehrichtung, und machen Sie die Kreise mal größer und mal kleiner.
● Wiederholen Sie diese kreisende Bewegung, solange sie Ihnen angenehm ist. Spüren Sie, wie die Spannung im unteren Rücken immer mehr nachlässt.

Entspannung für den Nacken

Übung I ▶ Stellen Sie in der Rückenlage die Füße auf. Geben Sie Ihren ganzen Körper entspannt an den Boden ab. Lassen Sie den Unterkiefer entspannt hängen. Lassen Sie die Augen entspannt in ihre Höhlen sinken.
Rollen Sie den Kopf behutsam über den Hinterkopf nach links und rechts. Lassen Sie eine mühelose, weiche und fließende Bewegung entstehen. Spüren Sie, wie Ihr Nacken nach und nach seine »Hartnäckigkeit« verliert und frei und durchlässig wird. Je mehr Sie dabei Ihren Geist entspannen und an gar nichts denken, desto besser kann auch Ihr Nacken entspannen!
● Wiederholen Sie diese Bewegung, solange Sie Ihnen ange-

PRAXIS
Übungsprogramme ganz nach Bedarf
85

nehm ist, und lassen Sie sie dann langsam ausschwingen.

▶ Spüren Sie im Liegen nach.

Übung II ▶ Kommen Sie in eine bequeme, aufrechte Sitzhaltung auf dem Boden oder einem Stuhl. Dehnen Sie sich aus Ihrer Wirbelsäule heraus.
Lassen Sie dann den Kopf nach vorn sinken – ohne dass der Rücken sich rundet –, und bewegen Sie den Kopf behutsam nach rechts und links.

● Entspannen Sie in die Dehnung des Nackens, auch wenn es eventuell etwas schmerzt.

Sanfte Nackendehnung in der Schulterbrücke

▶ Stellen Sie in der Rückenlage die Beine angebeugt auf.
Heben Sie einatmend Becken und Rücken, und führen Sie gleichzeitig die Arme über oben nach hinten in die Verlängerung des Körpers.
Dehnen Sie sich über die Fingerspitzen weit nach hinten, während Sie ausatmend den Rumpf zum Boden zurücklegen.
Führen Sie mit dem restlichen Ausatem die Arme zurück neben den Körper.

● Wiederholen Sie diesen Bewegungsablauf einige Male im Rhythmus Ihres Atems.

Entspannung für schmerzende Schultern

▶ Kommen Sie in eine beque- **Übung I** me, aufrechte Sitzhaltung auf dem Boden oder auf einem Stuhl. Lassen Sie die Arme neben dem Körper hängen.
Ziehen Sie einatmend Ihre Schultern so hoch wie möglich. Halten Sie sie einen Moment hochgezogen und spüren Sie die Spannung in der Muskulatur.
Lassen Sie dann die Schultern mit einem lauten Seufzen sinken. Stellen Sie sich vor, wie dabei nach und nach all die Päckchen von Ihnen abfallen, die das Leben in der letzten Zeit auf Ihre Schultern geladen hat.

▶ Kommen Sie in eine beque- **Übung II** me, aufrechte Sitzhaltung auf dem Boden oder auf einem Stuhl. Legen Sie die Hände auf die Schultern. Ziehen Sie die Ellenbogen vor der Brust zusammen. Führen Sie dann die Arme einatmend über oben nach hinten und ausatmend über unten nach vorn.

● Beziehen Sie Brustkorb und Rücken mit ein, und lassen Sie eine raumgreifende, kreisende Bewegung im Rhythmus Ihres Atems entstehen.
Spüren Sie anschließend in Schultern und Brustraum nach.

PRAXIS

Übungsprogramme ganz nach Bedarf

Übungsprogramm fürs Büro

Sie können alle Übungen auf dem Stuhl oder im Stehen machen – als ganzes Programm (10 bis 15 Minuten) oder als einzelne Übung zwischendurch.

Sich dehnen

▶ Falten Sie die Hände, drehen Sie die Handflächen nach unten. Heben Sie die Arme gestreckt möglichst weit nach oben und hinten, ohne die Schultern hochzuziehen. Dehnen Sie sich genüsslich und ausgiebig mal über den einen, mal über den anderen Arm nach oben. Kommt ein Gähnen, heißen Sie es willkommen.

Sich dehnen

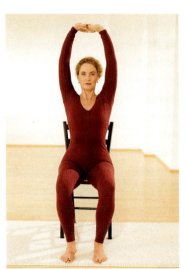

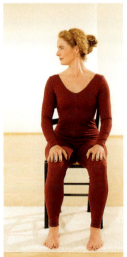

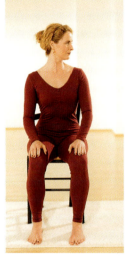

Den Nacken entspannen

▶ Kommen Sie in eine bequeme, aufrechte Sitzhaltung auf dem Boden oder auf einem Stuhl. Dehnen Sie sich aus Ihrer Wirbelsäule heraus.
Führen Sie ausatmend den Kopf weit nach links, ohne die Schultern mitzudrehen. Entspannen Sie einen Moment in die Dehnung von Nacken und Schulter (1). Führen Sie den Kopf einatmend zur Mitte zurück und ausatmend nach rechts (2).
● Wiederholen Sie die Bewegung einige Male im Atemrhythmus.

Den Nacken entspannen (1), (2)

Die Katze im Sitzen

▶ (Auf dem Stuhl.) Anleitung siehe Seite 56, Fotos Seite 87 links.

PRAXIS
Übungsprogramme ganz nach Bedarf
87

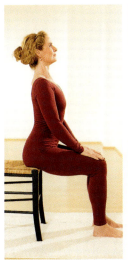 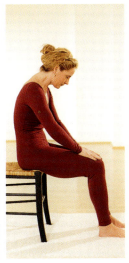 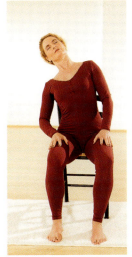 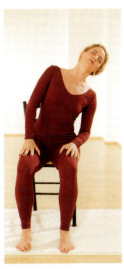

Die Katze im Sitzen (auf dem Stuhl): Foto oben links und Mitte links

Den unteren Rücken von Blockierungen befreien

▶ Setzen Sie sich aufrecht auf einen Stuhl. Legen Sie die Hände auf die Oberschenkel und richten Sie sich mit der Kraft der Arme auf. Machen Sie Ihren Rumpf ganz gerade, als hätten Sie einen Stock verschluckt.
Neigen Sie sich aus den Hüftgelenken etwas nach vorn. Heben Sie dabei das Brustbein bewusst nach vorn und oben.
Neigen Sie dann Ihren gesamten Rumpf etwas nach rechts (1). Achten Sie darauf, dass die linke Gesäßhälfte auf dem Stuhl bleibt. Verlagern Sie den Rumpf nach hinten, dann nach links (2). Lassen Sie den Rumpf kreisen, ohne die Wirbelsäule zu beugen.

● Wechseln Sie von Zeit zu Zeit die Drehrichtung und die Größe und Geschwindigkeit der Kreise.
▶ Spüren Sie anschließend noch einen Moment im Sitz nach.

Den unteren Rücken von Blockierungen befreien (1), (2)

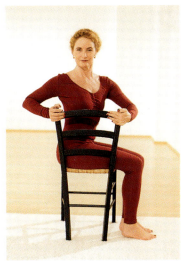

Drehsitz auf dem Stuhl (Anleitung Seite 88)

PRAXIS

Übungsprogramme ganz nach Bedarf

Drehsitz auf dem Stuhl

▶ Setzen Sie sich auf einem Stuhl mit Lehne quer zur Sitzfläche, so dass sich die Lehne rechts von Ihnen befindet. Drehen Sie sich nach rechts und umfassen Sie sie seitlich mit beiden Händen.
Ziehen Sie die Lehne mit dem linken Arm zu sich heran und schieben Sie sie mit dem rechten von sich weg, so dass sich der Oberkörper noch weiter dreht. Dabei kann es manchmal in der Wirbelsäule knacken (Eigenchiropraktik!).
● Bleiben Sie einige Atemzüge in der Drehung.
▶ Wiederholen Sie sie dann zur anderen Seite.

Vorbeuge aus dem Grätschstand

▶ Anleitung siehe Seite 74.
Oder »Die Wand wegschieben«:

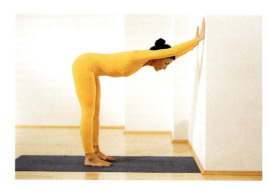

Die Wand wegschieben

Die Wand wegschieben

▶ Anleitung siehe Seite 75.

Seitstütz an der Wand

▶ Anleitung siehe Seite 76.

▶ Spüren Sie abschließend in einer aufrechten Sitzhaltung nach.

Vorbeuge aus dem Grätschstand

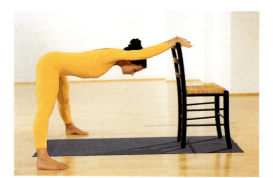

Seitstütz an der Wand

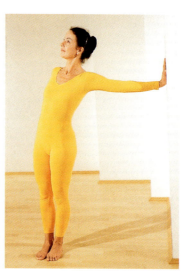

PRAXIS
Übungsprogramme ganz nach Bedarf

Kurzprogramme für den Morgen

Beide Programme dauern etwa 15 Minuten.

1 Das erste Programm ist besonders für Sie geeignet, wenn Sie oft mit Rückenschmerzen aufstehen, denn es bietet Ihnen neben vielen Dehnungen auch Übungen, die helfen, Ihre Stützmuskulatur aufzubauen, und die gleichzeitig anregend wirken.

2 Das zweite Programm wird Ihnen helfen, Ihre Wirbelsäule und Ihren Kreislauf in Schwung zu bringen.

Programm 1

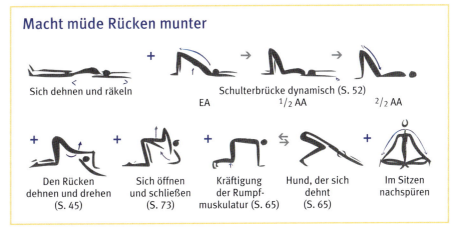

Macht müde Rücken munter

Sich dehnen und räkeln — Schulterbrücke dynamisch (S. 52) EA, 1/2 AA, 2/2 AA — Den Rücken dehnen und drehen (S. 45) — Sich öffnen und schließen (S. 73) — Kräftigung der Rumpfmuskulatur (S. 65) — Hund, der sich dehnt (S. 65) — Im Sitzen nachspüren

Programm 2

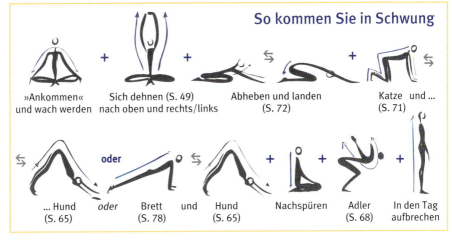

So kommen Sie in Schwung

»Ankommen« und wach werden — Sich dehnen (S. 49) nach oben und rechts/links — Abheben und landen (S. 72) — Katze und ... (S. 71) — ... Hund (S. 65) oder Brett (S. 78) und Hund (S. 65) — Nachspüren — Adler (S. 68) — In den Tag aufbrechen

EA = Einatem   AA = Ausatem

PRAXIS
Übungsprogramme ganz nach Bedarf

Kurzprogramme für den Abend

1 Das erste Übungsprogramm ist besonders für Sie geeignet, wenn Sie nach einem anstrengenden Tag Ihren Rücken entlasten wollen, Spannung abbauen möchten und nach dem Üben einen ruhigen Abend zu verbringen gedenken.

2 Das zweite Übungsprogramm ist besonders für Sie geeignet, wenn Sie sich abgespannt und müde fühlen, aber abends noch etwas vorhaben. Es besteht aus vielen tonisierenden Haltungen und Übungen, die Ihnen helfen werden, sich wieder mit Energie aufzutanken. Natürlich wird dabei die Stützmuskulatur gekräftigt, so dass Ihr Körper an Spannkraft gewinnen wird!

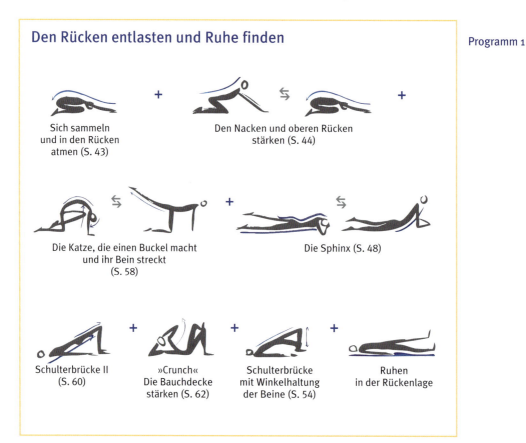

Den Rücken entlasten und Ruhe finden

Programm 1

Sich sammeln und in den Rücken atmen (S. 43)

Den Nacken und oberen Rücken stärken (S. 44)

Die Katze, die einen Buckel macht und ihr Bein streckt (S. 58)

Die Sphinx (S. 48)

Schulterbrücke II (S. 60)

»Crunch« Die Bauchdecke stärken (S. 62)

Schulterbrücke mit Winkelhaltung der Beine (S. 54)

Ruhen in der Rückenlage

PRAXIS
Übungsprogramme ganz nach Bedarf
91

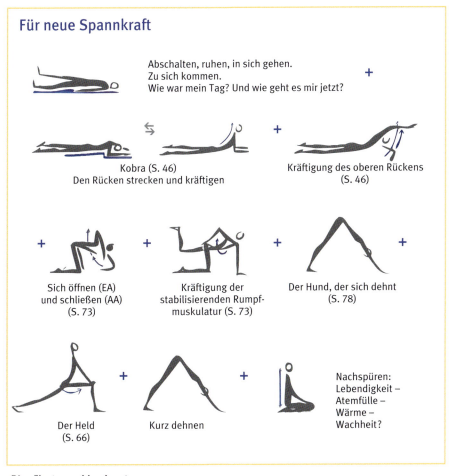

Für neue Spannkraft   Programm 2

Abschalten, ruhen, in sich gehen.
Zu sich kommen.   +
Wie war mein Tag? Und wie geht es mir jetzt?

Kobra (S. 46)   Kräftigung des oberen Rückens
Den Rücken strecken und kräftigen   (S. 46)

+   Sich öffnen (EA)   +   Kräftigung der   +   Der Hund, der sich dehnt   +
    und schließen (AA)   stabilisierenden Rumpf-   (S. 78)
    (S. 73)   muskulatur (S. 73)

Der Held   +   Kurz dehnen   +   Nachspüren:
(S. 66)   Lebendigkeit –
                                          Atemfülle –
                                          Wärme –
                                          Wachheit?

EA = Einatem   AA = Ausatem

Zum Nachschlagen

Bücher, die weiterhelfen

Tatzky, Boris/Trökes, Anna/Pinter-Neise, Jutta: *Theorie und Praxis des Hatha-Yoga;* Verlag Via Nova, Petersberg 1998

Trökes, Anna: *Das große Yogabuch;* Gräfe und Unzer Verlag, München 2000

Trökes, Anna: *Power durch Yoga;* Gräfe und Unzer Verlag, München 2000

Trökes, Anna: *Yoga. Mehr Energie und Ruhe;* Gräfe und Unzer Verlag, München 2002 (Buch mit CD)

Speziell für den Rücken

Böhmig, Ulf: *Rückenleiden, Bandscheibenschmerzen, Ischias – Behandeln mit Akupressur und Naturheilkunde;* Knaur Verlag, München 1994

Heilmann, Johannes: *Gesunder Rücken;* Gräfe und Unzer Verlag, München 2000

Lehmann, Günther: *Rückenschule für Kinder;* Gräfe und Unzer Verlag, München 1998

Pullig-Schatz, Mary: *Yoga für den Rücken;* Trias Verlag, Stuttgart 1994

Werner, Günther. T./Nelles, Michaele: *Rückenschule;* Gräfe und Unzer Verlag, München 1994

Beweglichkeit

Franklin, Eric: *Locker sein macht stark – Wie wir durch Vorstellungskraft beweglicher werden;* Kösel Verlag, München 1998

Franklin, Eric: *100 Ideen für Beweglichkeit;* Eigenverlag, Zürich ISBN 3-906453-00-6

Beckenbodentraining

Cantieni, Benita: *Tigerfeeling – das sinnliche Beckenbodentraining;* Verlag Gesundheit (Ullstein), Berlin 1998

Lang-Reeves, Irene/Villinger, Thomas: *Beckenboden. Das Training für mehr Energie;* Gräfe und Unzer Verlag, München 2002 (Buch mit CD)

Kitchenham-Pec, Susanne/Bopp, Anette: *Beckenbodentraining – Die weibliche Basis erspüren, schützen, kräftigen;* Trias Verlag, Stuttgart 1997

Videos

Prof. Dr. E.-M. Lemmel u.a.: *Rücken-Fit. Ein aktives Übungs-Programm für rückengerechtes Verhalten im Alltag;* Trias Verlag, Stuttgart 1994

Füße – ein Lern- und Übungsvideo. Zu bestellen über: Spiraldynamik Sekretariat Privatklinik Bethanien Toblerstraße 5 CH – 8044 Zürich

Zeitschriften

Deutsches Yoga-Forum; hrsg. vom BDY (Adresse siehe unten); erscheint zweimonatlich

Die Säule. Gesunder Rücken – besser leben! (Fachpublikation für Therapeuten). Über Forum Gesunder Rücken – besser leben e.V. (siehe Seite 93)

Nützliche Adressen

Yogaschule Anna Trökes Holzendorffstraße 20 14057 Berlin E-Mail:yogabuch@snafu.de

Hier können Sie erfahren, wo Sie in Ihrer Nähe eine/n qualifizierte/n Yogalehrer/in finden:

Berufsverband der Yogalehrenden in Deutschland (BDY) Jüdenstraße 37 37073 Göttingen E-Mail: info@yoga.de oder info@bdy.de. Internet:www.yoga.de oder www.bdy.de

Berufsverband der BKS Iyengar-Yoga-Institut Rhein-Ahr e. V. Oberstraße 8 53474 Bad Neuenahr- Internet: www.Iyengar-Yoga.de

Forum Gesunder Rücken – besser Leben e.V. Friedrichstraße 14 65185 Wiebaden E-Mail: FORUM.Gesunder. Rücken@T-Online.de

Für die Fußschule: *Spiraldynamik Sekretariat* Privatklinik Bethanien Toblerstraße 5 8044 Zürich

Matten, Kissen, Sitzbänkchen können Sie bestellen bei

Bausinger GmbH Hauptstraße 12 72479 Straßberg-Kaiseringen E-Mail: info@bausinger.de. Internet: www.bausinger.de

Übungs- und Sachregister

Verzeichnis der Übungen

A
Abheben und landen 72
Adler 68
Aufrechter Sitz 40 f.
Aufrechter Stand 42
Aus dem Rücken heraus-
    wachsen 79

B
Bauch-Seitenlage 83
Bauchdecke stärken 52, 62
Becken heben und
    senken 61
Beckenboden erspüren 37
Beckenboden und
    unterer Rücken 38
Beckenboden, Kraft
    entwickeln 39
Beine, Dehnung der
    Rückseite 68
Berghaltung 82
Blockierungen, Unteren
    Rücken befreien 57
Bootshaltung 80
Büro-Übungen 86

D
Dehnen (Büro) 86
Dehnen und räkeln 43
Dehnung der Rückseite
    der Beine 68
Drehsitz 81
– auf dem Stuhl 81, 87, 88

E
Entlastung für den
    unteren Rücken 84
Entspannung für schmer-
    zende Schultern 85
Entspanung für den
    Nacken 84

F
Fersensitz 41

G
Ganze Wirbelsäule
    durchbewegen 70
Gekreuzte Beine, Sitz 41
Grätschstand, Vorbeuge
    aus dem 74
Grundhaltungen 40 ff.
Grußhaltung 49

H
Held 66
–, der sich dreht 67
Herauswachsen aus dem
    Rücken 79
Heuschrecke 58, 59
Hund, der sich dehnt
    65, 78

K
Katze 71
– im Sitzen 56, 86
Katze, die einen Buckel
    macht und ihr Bein
    streckt 58
Kobra 46 f.
Kraft im Beckenboden
    entwickeln 39
Kräftigung der Muskula-
    tur, die den Rumpf
    stabilisiert 65, 73
Kräftigung des oberen
    Rückens 46
Krokodilhaltung über ein
    gestrecktes Bein 55
Kuhkopf 49

L
Langsitz 79

M
Mobilisierung des oberen
    Rückens 45

N
Nachspüren, Sitzhaltung
    zum 82
Nacken entspannen 84, 86
Nacken stärken 44
Nackendehnung in der
    Schulterbrücke 85

O
Öffnen und
    schließen 73

P
Psoas-Dehnung 63
Psoas-Halteübung 63

R
Rücken im Vierfüßler-
    stand dehnen und
    drehen 45
Rückenlage 40, 83
Ruhehaltungen zur
    Entlastung der Wirbel-
    säule 83
Rumpfstabilisierende
    Muskulatur, Kräftigung
    der 65, 73

S
Schneidersitz 41
Schulterbrücke 51, 60
– mit Winkelhaltung der
    Beine 54
Schultern, Entspannung
    für schmerzende 85
Seitstütz 76 f.
– an der Wand 88
Sich dehnen und räkeln
    43, 86
Sich öffnen und
    schließen 73
Sitz, aufrechter 40 f.
Sitzbeine, Aktivierung der
    Muskeln 39
Sitzhaltung zum Nach-
    spüren 82

SOS
SOS-Übungen 83
Sphinx 48
Standhaltung 42
Stockhaltung 79

T
Tisch 50

U
Unteren Rücken von
    Blockierungen befreien
    57, 87
Unterer Rücken,
    Entlastung 84

V
Vorbeuge aus dem
    Grätschstand 74, 88

W
Wand wegschieben 75, 88
Wirbelsäule durch-
    bewegen 70
Wirbelsäule, Ruhehaltun-
    gen zur Entlastung 83

Sachregister

A
Abend, Kurzprogramme
    für den 90 f.
Abends üben 30
Anstrengung 34
Antibiotika 31
Anusheber 21 ff.
Arterie, Wirbel- 27
Atem 8, 34
Atemmassage der Bauch-
    organe 19
Atlas 27
aufrechte Haltung 25
Aufrichtung 8 ff., 12 ff.
Ausrüstung 32
Auswärtsdreher (Bein) 23

Zum Nachschlagen

B
Bandscheibe, unterste 20
Bandscheiben 14, 25 ff.
Bandscheibenvorfall 15
–, akuter 31
–, Hilfe bei 16, 83
Bänkchen 32
Bauchmuskeln 18 f.
Becken 13, 17, 20
– aufrichten 22, 36
Beckenboden 21 f.
– erspüren 37
-muskeln, Kontraktion 23
-Übungen 33, 37 ff.
beckenbreit 35
Beckenschiefstand 24
Begriffe, Anleitungs- 35
Beine, Fehlhaltungen
  23 f.
Beobachter 11
Beschwerden, akute 16
Beweglichkeit der Wirbel-
  säule 14, 15
Bewegung 18
Blockierungen 8
Blutdruckschwan-
  kungen 31
Brustkorb 18, 26, 27
Brustmuskulatur
  12, 26, 27
Büro-Übungen 86 ff.
BWS 12

D
Dammmuskeln 22
Darmbeinlenden-
  muskel 19
Decke 32
degenerative Verände-
  rungen 5, 12
Denkmuster 10 f.
Depression 31
Dornfortsatz 13
Durchblutungs-
  störungen 31
– des Gehirns 27

E
Energie 9 f.
-Yoga 10
Entspannung 8 ff.
Erkenntnisweg 10 f.
Erkrankungen 31
Essen vor dem Üben 30

F
Faserring 14
Fehlhaltungen 5, 12,
  15, 23
Füße parallel 35
Füße, Fehlstellungen 23 f.
Fußmuskulatur,
  geschwächte 23 f.

G
Gallertkern 14
Ganzer Rücken, Übungs-
  folge 70 ff.
Gegenanzeigen 31
Gegenspieler 18
Gehen, korrektes 24
Gehirn, Durchblutungs-
  störungen 27
Geist 9 f.
Gelenkkapsel 13
Geschichte des Yoga 8
Grundhaltungen 40 ff.

H
Hallux valgus 24
Halswirbel, erster 27
Halswirbelsäule 12, 26, 27
Haltung 8 ff.
–, aufrechte 18, 25
Haltungsmuster 25
Hände parallel 36
Hatha-Yoga 9
Hexenschuss 16, 31
–, Hilfe bei 16, 83
Hilfe bei akuten
  Beschwerden 16, 83
Hohlkreuz 9, 20
Hohlnacken 27

Hüftgelenkbeuger 19
hüftgelenkbreit 35
Hüftgelenke 23 f.
HWS 12
-Syndrom 26

I
Identifikation 11
Ileopsoas, M. 19
Ischias 22, 31

K
Kaffee 30
Kissen 32
Kniegelenke 23
Knorpelgewebe 14
Kontraindikationen 31
Kontraktion/kontra-
  hieren 35
Körperhaltung 8 ff.,
  18, 25
Krankengymnastik 8
Krankheiten 31
Kreislaufprobleme 31
Kreuzbein 12, 13
Krümmungen der
  Wirbelsäule 12
Kurzprogramme 89 ff.
Kyphose 12

L
Lebensenergie 9 f.
Leistenwinkel 20
Leitbahnen, Energie- 9
Lenden-Kreuzbein-
  Gelenk 20
Lendenwirbelsäule 12
Lordose 12
LWS 12

M
Mahlzeit vor dem
  Üben 30
Matte, Yoga- 32
Mobilisation 35
Monatsblutung 32

Morgen, Kurzprogramme
  für den 89
Morgens üben 30
Muskel-Sehnen-Kappe 26
Muskeln 17 ff.
–, verspannte 16
Muskelverkürzungen 8

N
Nachspüren 35
Nacht, Regeneration
  über 15
Nacken 27 f., 36
Nadis 9

O
Oberer Rücken, Übungs-
  folge 43 ff.
Oberkopfgelenk 27
Organe des Bauch-
  raums 18
Ornish-Herz-Gruppe 31
Ort, Übungs- 30

P
Parallel, Füße 35
– und Hände 36
Pausen 35
Periode 32
Platz, Übungs- 30
Prana 9
Praxis, Tips für die
  Übungs- 30 ff.
Programme, Übungs-
  34, 43 ff., 83 ff.
Psoas 19 f.
Psychische Störungen 31
Psychose 31

Q
Querfortsätze 13

R
Raum, Übungs- 30
Rolle (Kissen) 32
Rücken aufrichten 25

Sachregister

Rücken, langer unterer 36
Rückenmarkskanal 9
Rückenmuskeln 17 f.
Rückenschmerzen,
   anhaltende 31
Rückenschule 8, 9
Rumpfaufrichter 17, 18
Rundrücken 9, 26

S
S-Form der Wirbel-
   säule 12
Schiefstand 24
Schließmuskeln 22
Schmerzen 5, 7, 16, 31, 83
– durchs Üben 33
–, Hilfe bei akuten 16
–, starke akute 31
Schulterblätter 26
schultergelenkbreit 35
Schultern 26
Schwangerschaft 32
Schwerkraftlinien der
   Beine 23
Sitzbeine 22
Sitzhilfe 32
Sitzkultur 19
Skoliose 9
SOS-Übungen 83 ff.
Spannung 10
Spannungsschmerzen,
   Hilfe bei 83
Spiritueller Weg 10
Sportmedizin 9
Standbein/Spielbein 24
Standhaltung, korrekte 24
Stehen 23 f., 25
Steißbein 12, 13
Stoffwechselschlacken 16
Stress 10, 83
– beim Üben 34

T
Tee 30
Therapie 8
Tonus 10

U
Überanstrengung,
   Hilfe bei 83
Übungsprogramme 34,
   43 ff., 83 ff.
Übungstipps 30 ff.
Unterer Rücken, Übungs-
   folge 56 ff.

V
Verdauung 18, 19
Verhalten im Alltag 8
Verhaltensmuster 10 f., 34
Verrenkung, Hilfe bei 83
Verspannungen 5, 16
–, Hilfe bei 83
Vorfall, stummer 15
Vorsorge 16

W
Wahrnehmung,
   verzerrte 11
Warnhinweise 31
Wirbel 13
-gelenke 13
-säule 9 f., 12 ff.
Wirbelsäulenprobleme 5
Wirkungen 5, 8, 11
Wissenschaftliche
   Studien 5

Y
Yoga 8 ff.

Z
Zeit, Übungs- 30
Zeitraum 11
Zweibeinstand 25
Zwerchfell 18

Danksagung

Ich danke meinen Leh-
rern, die mir geholfen
haben, im Laufe der Jahre
all das Wissen zusam-
menzutragen und meinen
eigenen Rücken wieder
beweglich und stark zu
machen!
Mein besonderer Dank
gilt: Anna Triebel-Tho-
me, Myriam Pfeffer und
Moshe Feldenkrais – mei-
nen Feldenkrais-Lehrern;
Patrick Tomatis und
Françoise Gaborieau –
meinen Lehrern im
Hahoutoff-Yoga;
Boris Tatzky, meinem
langjährigen persönli-
chen Lehrer;
Roger Clerc, Eliane
Thiercelin und Rémy
Chaloin, meinen Ausbil-
dern im Yoga der Energie;
Dr. Christian Larsen, der
mich mit der Spiraldyna-
mik bekannt gemacht
hat, und vor allem
Doris Echlin, die mich
lehrte, die Prinzipien der
Spiraldynamik in meinen
Körper zu integrieren.
Ich danke meinem
langjährigen Vorstand-
mitglied für Aus- und
Weiterbildung beim BDY,
die darauf bestand, dass
ich so wichtige Weiterbil-
dungen wie Rückenschule
und Spiraldynamik
machte.
Und ich danke meinen
vielen Schülern, die mir

Gelegenheit geben, mein
Wissen in der Praxis zu
überprüfen und die mir
mit ihrem Feedback
wichtige Hinweise geben.

Die Fotomodels

Alle abgebildeten Models
haben sich seit vielen Jahren dem Weg des Yoga
verschrieben. Ihr Engage-
ment und ihre Bereit-
schaft, sich Zeit für die
Fotoproduktion zu neh-
men, haben wesentlich
zur Qualität dieses Buch
beigetragen.

Sudarsana Kumar
(im olivgrünen Anzug)
stammt aus einer indi-
schen Künstlerfamilie. Als
diplomierter Tanzlehrer,
Tänzer und Choreograph
für klassischen indischen
Tanz ist er international
tätig und praktiziert seit
vielen Jahren Yoga.
Seine Kontaktadresse:
Akazienstraße 27
10823 Berlin

Urvasi Leone
(im gelben Anzug) prak-
tiziert klassischen indi-
schen Tanz, ist aner-
kannte Yogalehrerin
(BDY/EYU) und unter-
richtet an ihrer eigenen
Yoga-Schule in Berlin.

Akademie für Yoga Berlin
Wilhelmshöher Straße 5
12161 Berlin

Impressum

Sonja Schrage (im orangefarbenen Anzug) hat ihre Yogalehrer-Ausbildung in Deutschland (BDY), Indien und USA absolviert. Ihre Schwerpunkte sind Hatha-Yoga, Kundalini-Yoga, Power-Yoga sowie Tantra, Chakrenarbeit und Meditation. Sie unterrichtet Yoga bei verschiedenen Instituten in Berlin.
Kontaktadresse:
Barbarossastr. 64
10781 Berlin
E-Mail: sonjaschrage@hotmail.com

Anna Trökes (im weinroten Anzug) ist die Autorin dieses Buches. Informationen zu ihrer Person finden Sie auf der vorderen Umschlaginnenseite, ihre Kontaktadresse auf Seite 92.

Wichtiger Hinweis

Die Inhalte des vorliegenden Ratgebers wurden sorgfältig recherchiert und haben sich in der Praxis bewährt. Alle Leserinnen und Leser sind jedoch aufgefordert, selbst zu entscheiden, ob und inwieweit sie Übungsanleitungen und Anregungen aus diesem Buch umsetzen wollen. Autorin und Verlag übernehmen keine Haftung für die Resultate.
Führen Sie Yogaübungen immer im Rahmen Ihrer Beweglichkeit aus, erzwingen Sie nichts. Wenn Sie sich im Yoga weiterentwickeln wollen, besuchen Sie einen Kurs. Ein Buch kann einen Lehrer oder eine Lehrerin niemals ersetzen.

Impressum

© 2000 GRÄFE UND UNZER VERLAG GmbH, München
Alle Rechte vorbehalten. Nachdruck, auch auszugsweise, sowie Verbreitung durch Bild, Funk, Fernsehen und Internet, durch fotomechanische Wiedergabe, Tonträger und Datenverarbeitungssysteme jeder Art nur mit schriftlicher Genehmigung des Verlages.

Redaktion: Ilona Daiker
Lektorat und Satz: Felicitas Holdau
Layout und Umschlaggestaltung:
  Independent Medien-Design,
  München
Herstellung: Petra Roth
Lithos: MXM GmbH, München
Druck: Druckerei Appl, Wemding
Bindung: Sellier, Freising

ISBN 3-7742-4801-X

Auflage 8. 7.
Jahr   05 04

Bildnachweis

Fotoproduktion: Andreas Hosch, München
Illustrationen: Nike Schenkl, Caputh

Dank

Herzlichen Dank an unsere Fotomodels – mehr dazu auf Seite 95! Wir bedanken uns auch bei der Firma Bausinger, dass sie für die Fotoproduktion kostenlos Yogamatten und -bänkchen zur Verfügung stellte (Adresse Seite 92).

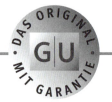

Das Original mit Garantie

IHRE MEINUNG IST UNS WICHTIG. Deshalb möchten wir Ihre Kritik, gerne aber auch Ihr Lob erfahren, um als führender Ratgeberverlag für Sie noch besser zu werden. Darum: Schreiben Sie uns! Wir freuen uns auf Ihre Post und wünschen Ihnen viel Spaß mit Ihrem GU-Ratgeber.

UNSERE GARANTIE: Sollte ein GU-Ratgeber einmal einen Fehler enthalten, schicken Sie uns bitte das Buch mit einem kleinen Hinweis und der Quittung innerhalb von sechs Monaten nach dem Kauf zurück. Wir tauschen Ihnen den GU-Ratgeber gegen einen anderen zum gleichen oder ähnlichen Thema um.

GRÄFE UND UNZER VERLAG
Redaktion Körper & Seele
Postfach 86 03 25
81630 München
Fax: 089/41981-113
e-mail: leserservice@graefe-und-unzer.de

Ein Unternehmen der
GANSKE VERLAGSGRUPPE